Husten – Atemnot – COPD

OA Dr. Sylvia Eva Hartl, Dr. Martina Netz

Gesund werden. Gesund bleiben. Band 3/3. Auflage

Eine Buchreihe des **Hauptverbandes der österreichischen Sozialversicherungsträger für Patienten und Angehörige**

AUTORINNEN

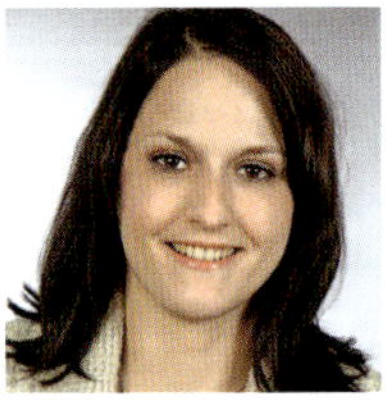

Dr. Marie-Kathrin Breyer,

1. Interne Lungenabteilung und Ludwig-Boltzmann-Institut für COPD und Pneumologische Epidemiologie, Otto-Wagner-Spital, Wien

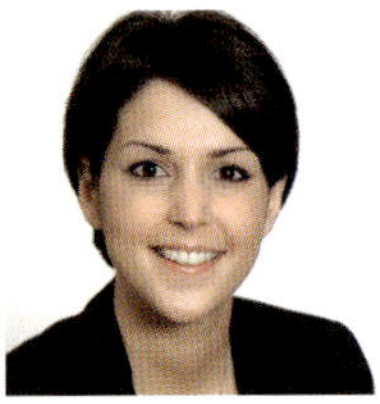

Dr. Robab Breyer-Kohansal,

1. Interne Lungenabteilung und Ludwig-Boltzmann-Institut für COPD und Pneumologische Epidemiologie, Otto-Wagner-Spital, Wien

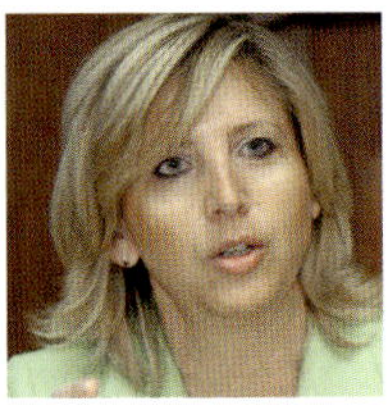

OA Dr. Sylvia Eva Hartl,

1. Interne Lungenabteilung und Ludwig-Boltzmann-Institut für COPD und Pneumologische Epidemiologie, Otto-Wagner-Spital, Wien

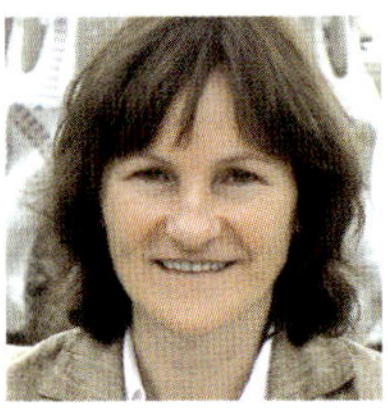

Dr. Martina Netz,

1. Medizinische Abteilung, Hanusch-Krankenhaus, Wien

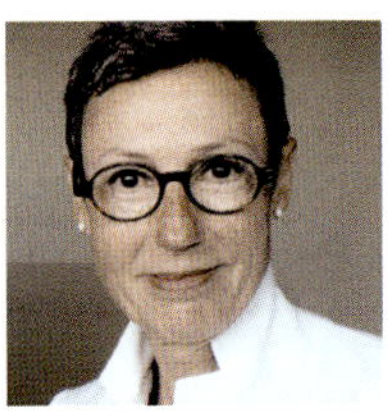

Dr. Irmgard Schiller-Frühwirth, MPH,

Evidence Based Economic Health Care, Hauptverband der österreichischen SV-Träger, Wien

REDAKTION

Mag. Silvia Feffer-Holik,

MedMedia Verlag, Wien

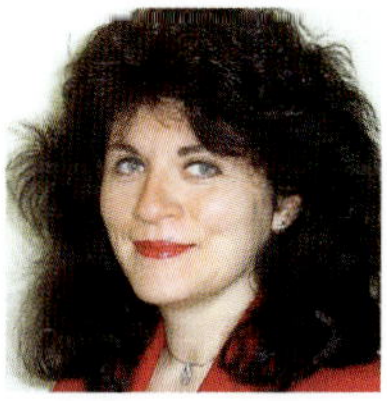

Hannelore Mezei,

MedMedia Verlag, Wien

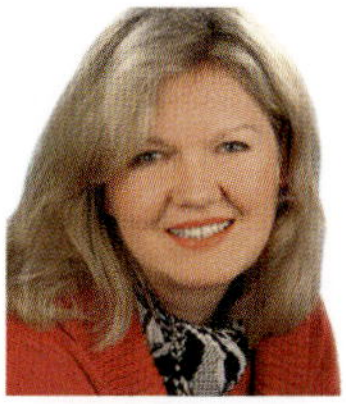

Vorwort

Information als Schlüssel zur Gesundheit

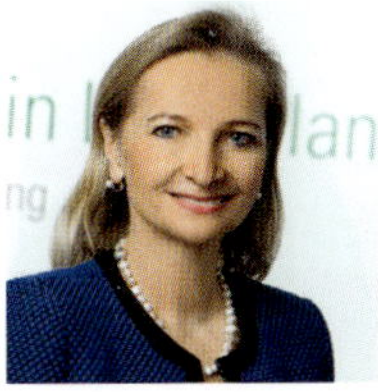

© Foto Wilke

Mag.[a] Ulrike Rabmer-Koller
Vorsitzende des Verbandsvorstands, Hauptverband der österreichischen Sozialversicherungsträger

„COPD – was ist das?", lautete stets die Frage, wenn das Gespräch auf diese chronische Lungenerkrankung kam. Inzwischen hat sich das bei vielen Menschen geändert, denn Zigtausende haben den Ratgeber „Husten – Atemnot – COPD" aus der erfolgreichen Serie „Gesund werden. Gesund bleiben" gelesen. Aufgrund des großen Interesses erscheint das Buch nun bereits in dritter Auflage.

Gerade bei COPD ist das Wissen um die Erkrankung von größter Bedeutung. Einerseits kann eine frühe Behandlung die Lebensqualität deutlich erhöhen, andererseits können gut informierte Patienten auch selbst viel zu einer erfolgreichen Behandlung beitragen.

Das vorliegende Buch informiert die Leserinnen und Leser über Ursachen und erste Anzeichen der Erkrankung, gibt Tipps zur Vorbeugung sowie zu therapiebegleitenden Selbsthilfemaßnahmen und bringt eine Übersicht über aktuelle Behandlungsmöglichkeiten. Darüber hinaus finden Sie in diesem Ratgeber einen konkreten Plan, mit dem Sie die Krankheit in den Griff bekommen können.

Seriöse Information ist auch bei COPD der Schlüssel zu einem längeren und selbstbestimmten Leben in guter Gesundheit!

Mag.[a] Ulrike Rabmer-Koller

Gehen Sie zum Arzt! Wir können helfen!

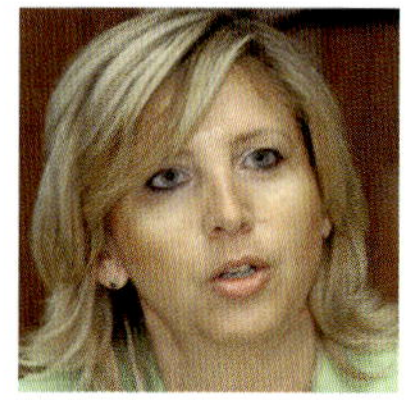

Dr. Sylvia Hartl

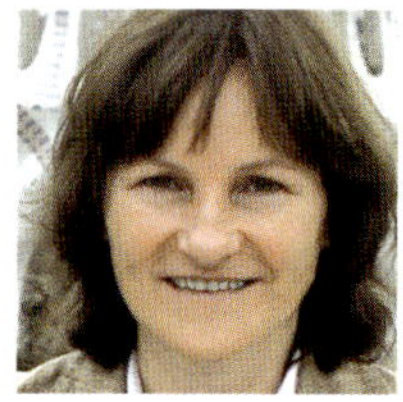

Dr. Martina Netz

Die Lungen sind Umweltorgane, die bis zu unserem 18. Lebensjahr wachsen – ein erwachsener Mensch atmet durchschnittlich mehr als 10.000 Liter Luft pro Tag und bis zu seinem 75. Lebensjahr etwa 300 Millionen Liter Luft durch seine Lungen! Genügend Gelegenheit, um mit allen Schadstoffen, die in die Luft geblasen werden, in Kontakt zu kommen.

COPD, die chronisch-obstruktive Lungenerkrankung, ist eine jener Erkrankungen, die durch Schadstoffe entstehen können. Eine Erkrankung, die mit Husten, Auswurf und Atemnot einhergeht und trotz persönlicher Veranlagung eine fast vollständig vermeidbare Krankheit wäre. Sie ist auch in den meisten Fällen gut beeinflussbar, wenn alle Behandlungsmöglichkeiten ausgeschöpft werden.

Warum machen wir uns dann große Sorgen um eine wachsende Zahl COPD-Kranker?

COPD ist weitgehend unbekannt und Lungenbeschwerden wie Husten und Auswurf werden lange Zeit ignoriert, weil sie als harmlos empfunden werden. Selbst Atemnot führt Betroffene erst dann zum Arzt, wenn sie schwer wiegend ist. Rauchstopp, Medikamente, Bewegung und die richtige Ernährung können mächtige Waffen gegen COPD sein, wenn ein Erkrankter versteht, wie er richtig damit umgeht.

Es muss uns ein Anliegen sein, in einer Gesellschaft, die alle Möglichkeiten zur Verfügung hat, Leiden und Schaden an der Gesundheit erfolgreich zu vermeiden – der erste Weg ist Information!

Dieses Buch richtet sich daher nicht nur an bereits Erkrankte, sondern auch an alle, die gesunde Angehörige sind, die zu Risikogruppen gehören, sowie alle, die als Eltern ihren Kindern eine COPD-freie Zukunft ermöglichen wollen. Das Wissen um eine wichtige Krankheit wie COPD kann die Frühdiagnose und die rechtzeitige Behandlung der Erkrankung fördern.

Vor allem aber sollen betroffene COPD-Patienten verstehen, welche Maßnahmen wichtig sind und wie sie sich durch besseres Selbstmanagement helfen können.

Wir hoffen, mit diesem Buch eine Ermutigung zum „Hinschauen“ und zum gegenseitigen Verständnis geschaffen und letztendlich auch zu einer besseren Lebensqualität von etwa einer Million Betroffener beigetragen zu haben.

Unser Dank gilt den Initiatoren der Idee, Dr. Josef Probst und Mag.[a] Veronika Gruber, den Redakteuren von MedMedia sowie allen Ärzten und Patienten, die versucht haben, ein brauchbares, praxisnahes Buch zu gestalten, das alle aktuellen wissenschaftlichen Erkenntnisse ins tägliche Leben überträgt.

Dr. Sylvia Hartl *Dr. Martina Netz*

Information hätte mir viele Fehler erspart

Als COPD-Patientin habe ich erlebt, wie wenig Betroffene über ihre Krankheit wissen und wie uninformiert die gesunde Umgebung (Freunde, Verwandte etc.) ist. Ich wünsche mir, dass durch dieses Buch anderen der schwierige und lange Leidensweg zu guter Information und zur richtigen Therapie erspart werden kann.

Ein Problem ist vor allem auch die Tabuisierung der COPD. Denn als Raucher scheut man sich, über die Krankheit zu reden, weil man einerseits Vorwürfe der Selbstverschuldung hört und andererseits eigene Schuldgefühle nicht wahrhaben will. Mir persönlich hätten die Informationen und Tipps des Buches sicher viele Fehler erspart. Denn ich habe später gesehen, wie viel man sich als COPD-Patient selbst erarbeiten kann, wenn man die richtige Anleitung erhält und weiß, was einem helfen kann.

Ich hatte das Glück, auch durch eine erfolgreiche Transplantation wieder eine normale Atmung zu gewinnen.

Heute denke ich, dass es vielleicht durch einen früheren Rauchstopp und Bewegungstherapie nicht so weit gekommen wäre. Für mich ist alles gut ausgegangen, aber anderen rate ich, es nicht darauf ankommen zu lassen, sondern bei Beschwerden eine Diagnose anzustreben und alle Therapiemaßnahmen anzunehmen, bevor man in ein fortgeschrittenes Stadium kommt!

Daher danke ich allen Ärzten, Pflegekräften und Atemphysiotherapeuten, die sich um unsere Betreuung kümmern, für diesen Einsatz, der manchen Patienten das Leben retten, aber auf jeden Fall die Lebensqualität verbessern wird.

Ich wünsche mir, dass die Erforschung der Krankheit weiter vorangetrieben wird, damit wir eines Tages auch COPD ausrotten können. Das wird allerdings auch bedeuten, dass wir die Entstehung so gut wie möglich verhindern. Als ich mein neues Organ erhalten habe, habe ich mir geschworen, etwas dafür zurückzugeben. Daher möchte ich mich am Kampf gegen COPD beteiligen. Ich weiß aus eigener Erfahrung, dass gegen Rauchen in der Gesellschaft viel mehr getan werden muss, aber vor allem sollte für erkrankte Raucher mehr Hilfe angeboten werden. Diese Hilfe können auch wir Betroffene geben, indem wir Menschen bewegen, besser zu verstehen.

Ich wünsche dem Buch viel Erfolg!

Eva Barnas, lungentransplantierte COPD-Patientin

INHALT

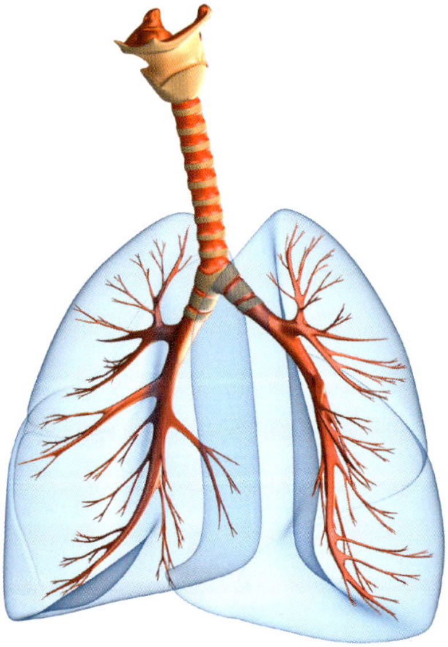

1. DIE FAKTEN

COPD – was ist das?

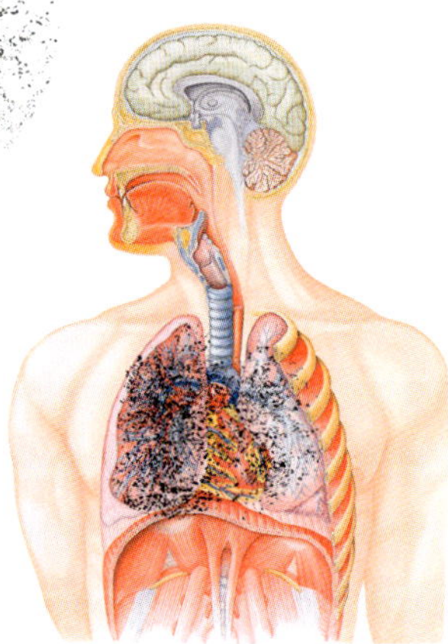

2. VORBEUGUNG

COPD? Nein, danke!

3. SYMPTOME

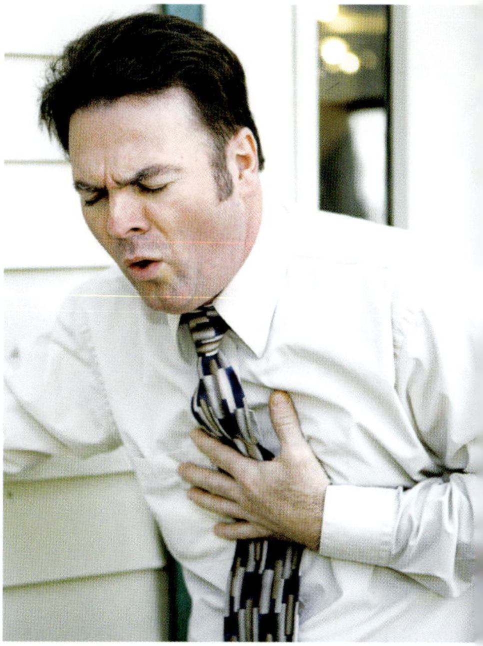

Nur ein lästiger Raucherhusten?

4. DIAGNOSE

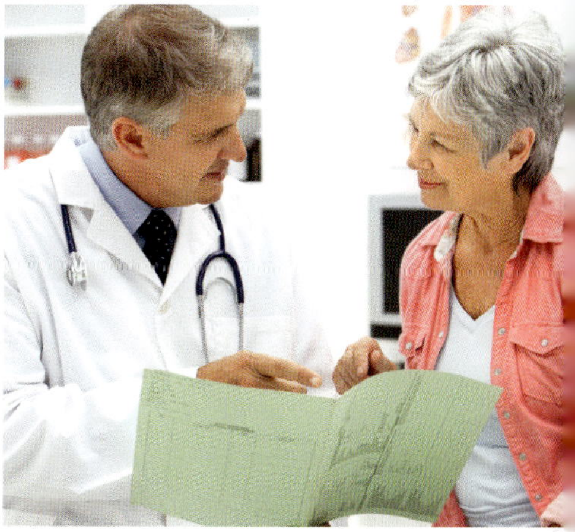

Der Besuch beim Arzt

INHALT

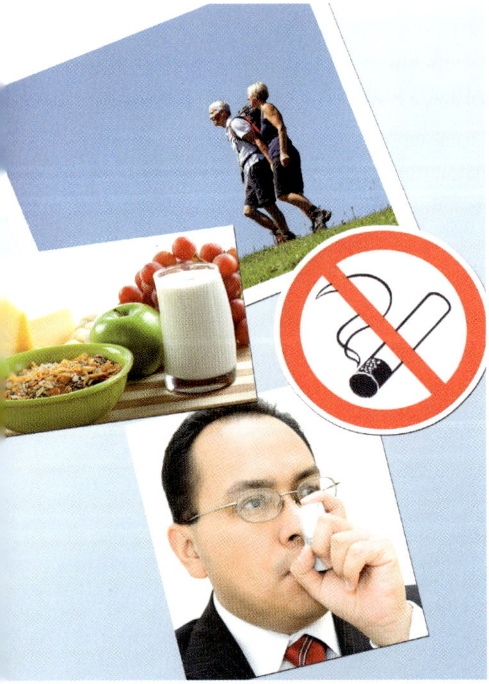

5. BEHANDLUNG

COPD ist gut behandelbar!

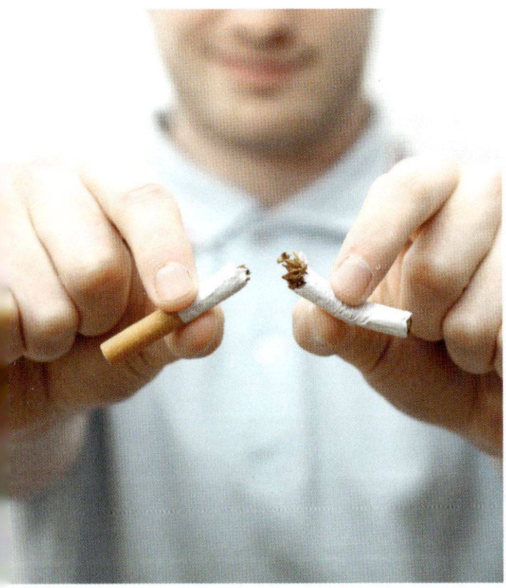

6. SELBSTHILFE

Ihre Mitarbeit ist gefragt!

7. LEBEN MIT COPD

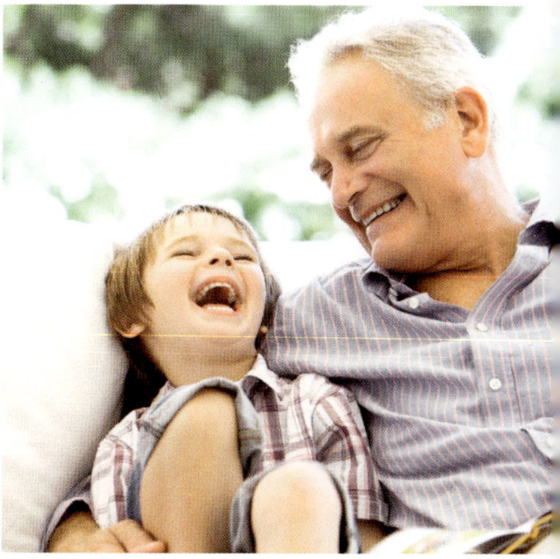

COPD im Alltag

8. WISSENSWERTES

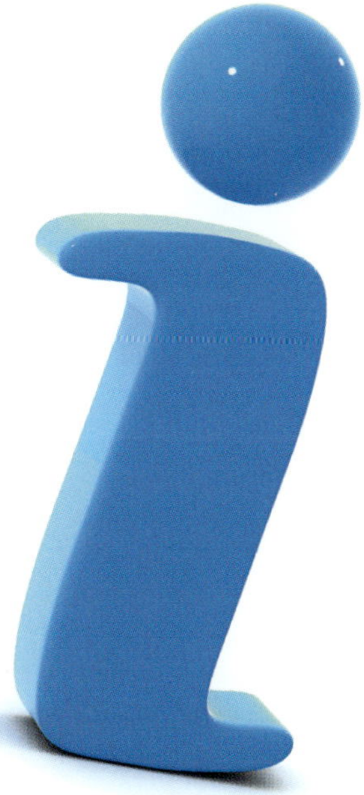

Nützliche Informationen

Die Fakten

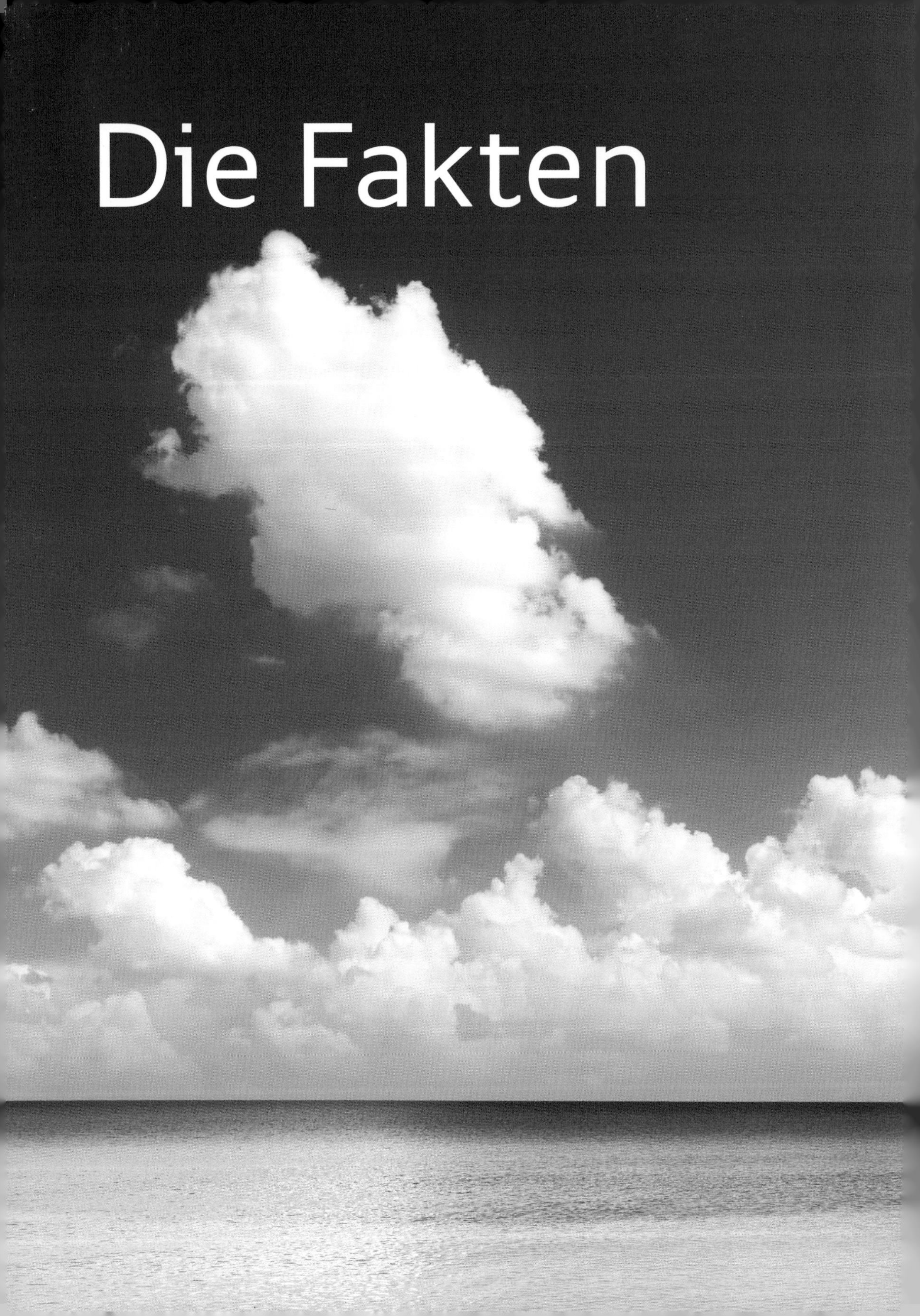

KAPITEL 1

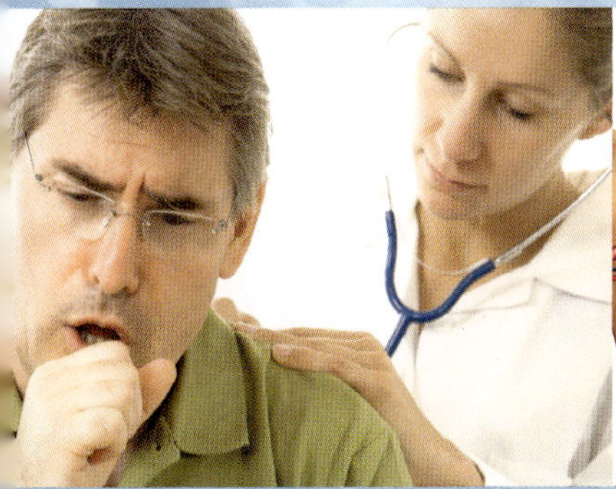

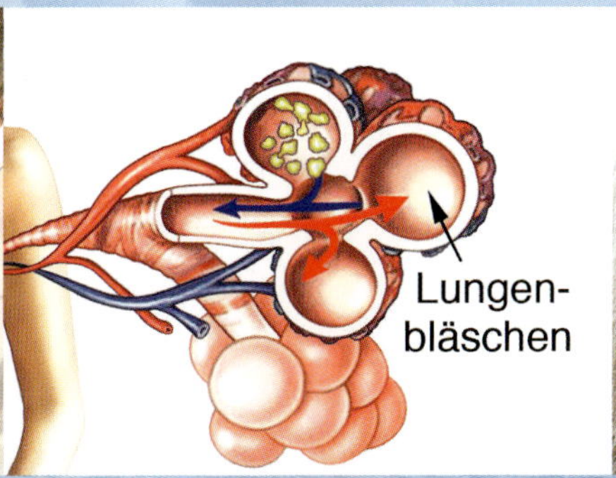

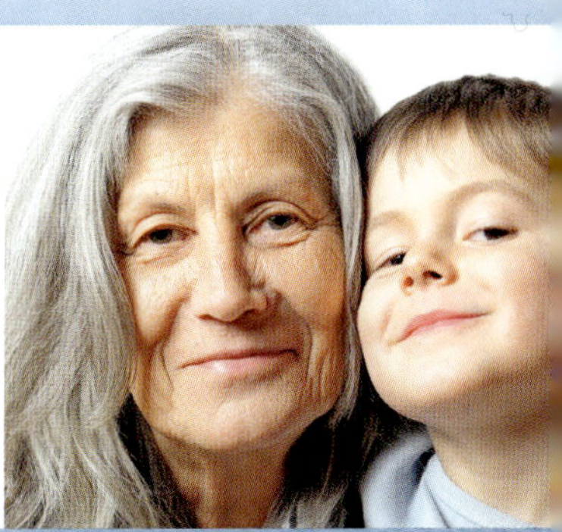

COPD – was ist das?

„Jetzt merke ich, dass ich alt werde", beschwert sich Werner halb im Scherz bei seinem Freund Martin. Die beiden gehen seit Jahren regelmäßig miteinander wandern. Doch in letzter Zeit hat Werners Kondition ziemlich nachgelassen. Das ist nicht nur beim Wandern der Fall, es fällt dem 48-Jährigen auch immer schwerer, die zwei Stockwerke zu seiner Wohnung hinaufzugehen. Schon nach ein paar Stufen gerät er außer Atem und muss auf seinem Weg nach oben Pausen einlegen. „Also, mit deinem Alter hat das sicher nichts zu tun!", ist Martin überzeugt. „Aber Du bist doch Raucher. Vielleicht hast Du eine beginnende COPD? Ich kenne das nämlich von meinem Vater." „COPD", wundert sich Werner, „was ist das eigentlich?"

Lässt Ihre Kondition nach? Sind Sie kurzatmig? Werden Sie am Morgen nach dem Aufstehen von Husten und Auswurf gequält? Rauchen Sie? Dann lassen Sie diese Beschwerden – Ihrer Lunge zuliebe – ärztlich abklären! Husten, Auswurf und/oder Kurzatmigkeit sind ernst zu nehmende Alarmzeichen, dass die Atmung Probleme macht! Ziehen Sie rechtzeitig die „Notbremse" und verhindern Sie, dass die Krankheit weiter fortschreitet!

Vier Buchstaben – ein Leiden

Die chronisch-obstruktive Lungenerkrankung (COPD; englisch: chronic obstructive pulmonary disease) ist eine schwer wiegende chronische Erkrankung der Lunge. Sie entsteht infolge einer langjährigen Schädigung durch äußere Einflüsse – in erster Linie durch Rauchen. Es kommt zu einer langsam fortschreitenden Verschlechterung der Lungenfunktion und somit zu einer massiven Beeinträchtigung der körperlichen Leistungsfähigkeit.

Die Abkürzung COPD kommt aus dem Englischen und bedeutet:

C – chronic (chronisch: anhaltend, dauerhaft)
O – obstructive (obstruktiv: verengend)
P – pulmonary (pulmonal: die Lunge/Atemwege betreffend)
D – disease (Erkrankung)

Für COPD werden auch viele andere Bezeichnungen verwendet:

→ umgangssprachlich „Raucherhusten"
→ chronisch-obstruktive Atemwegserkrankung
→ chronisch-obstruktive Lungenkrankheit
→ nicht-reversible obstruktive Atemwegserkrankung
→ chronisch-obstruktive Bronchitis

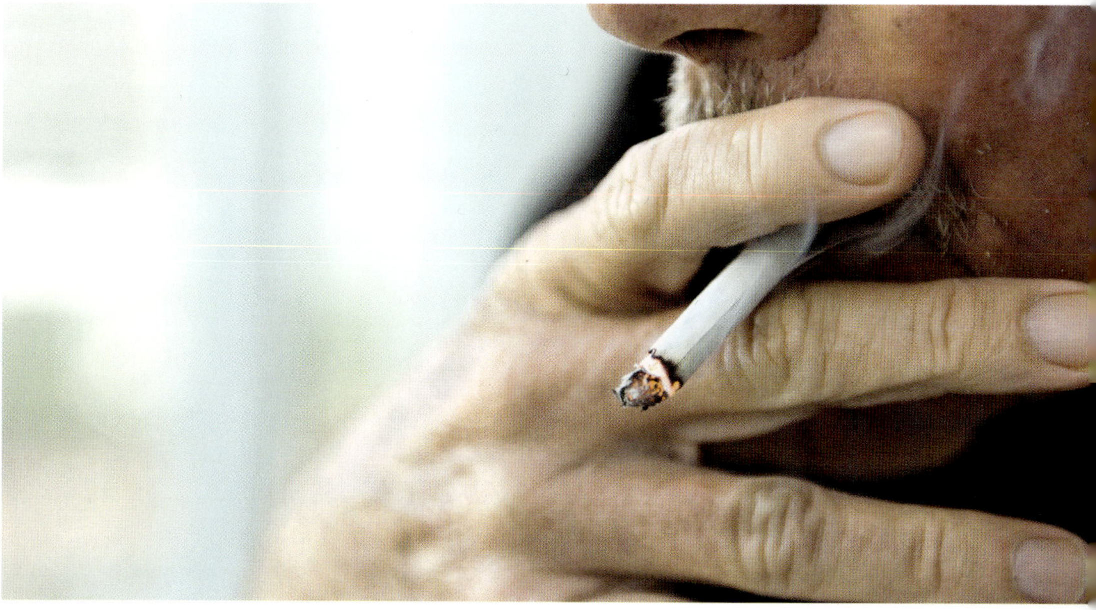

Besonders Raucher erkranken häufig an COPD

COPD ist kein Einzelschicksal

Experten sprechen bereits von einer Epidemie: Die Zahl der Krankheits- und Todesfälle durch COPD steigt stetig an. Neuesten Untersuchungen der Weltgesundheitsorganisation (WHO) zufolge sind derzeit weltweit mehr als 210 Millionen Menschen an COPD erkrankt, in Europa leiden ca. 44 Millionen Menschen an COPD, das entspricht in etwa der Bevölkerungszahl Spaniens. COPD gilt globusumspannend derzeit als vierthäufigste Todesursache, bis zum Jahr 2020 wird sich COPD zur dritthäufigsten Todesursache entwickeln und weltweit die fünftgrößte Krankheitsbelastung darstellen.

In Österreich ist mit 26,1% mehr als ein Viertel der erwachsenen Bevölkerung über 40 Jahren von COPD betroffen; der Großteil davon leidet an milden Formen der COPD, ohne es zu wissen. Nur jeder zehnte COPD-Patient war beim Arzt und bekommt eine entsprechende Therapie.

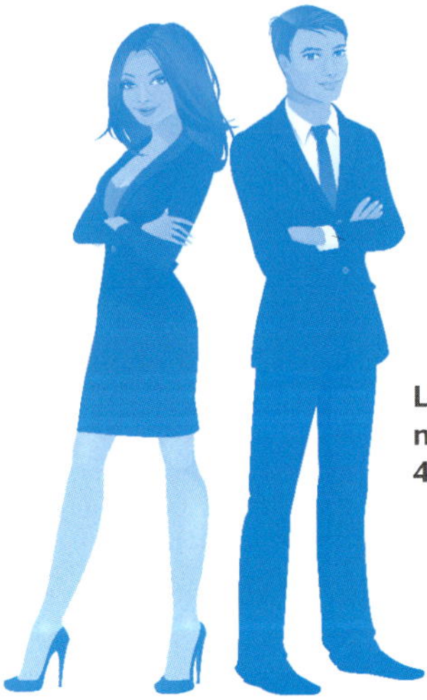

Laut einer Studie leiden in Österreich mehr Frauen als Männer im Alter von 40 Jahren an COPD

Waren früher hauptsächlich Männer an COPD erkrankt, so betrifft diese jetzt bereits Frauen in etwa gleichem Ausmaß: Wie man in einer Studie in Österreich herausgefunden hat, leiden im Alter von 40 Jahren sogar mehr Frauen als Männer unter COPD. Das hat wahrscheinlich hauptsächlich damit zu tun, dass das weibliche Geschlecht zunehmend und bereits in sehr jungem Alter zum Glimmstängel greift, wie ebenfalls eine Studie gezeigt hat. Damit steigt das Risiko einer COPD-Erkrankung für Frauen vermehrt an!

Auch die Altersgrenze verschiebt sich: Zwar ist die Mehrzahl der COPD-Patienten über 40 Jahre alt, doch sind zunehmend Jüngere betroffen. Das hat primär damit zu tun, dass immer häufiger schon 11- bis 12-Jährige mit dem Rauchen beginnen. In Österreich rauchen 24% der 15-jährigen Burschen und etwa 30% der gleichaltrigen Mädchen. Die Lunge wächst bis zum 18. Lebensjahr, die Schädigung durch Nikotin ist daher in jungen Jahren ganz besonders schwer wiegend.

Hohe Dunkelziffer

Hierzulande sind ungefähr 800.000 Menschen von COPD betroffen, der Großteil aber unerkannt, da sich viele im Stadium 1 und 2 der Erkrankung befinden. So wissen vermutlich zwei Drittel der COPD-Patienten nicht, dass ihre Atemwege – von den Bronchien bis zur Lunge – ernsthaft gefährdet sind!

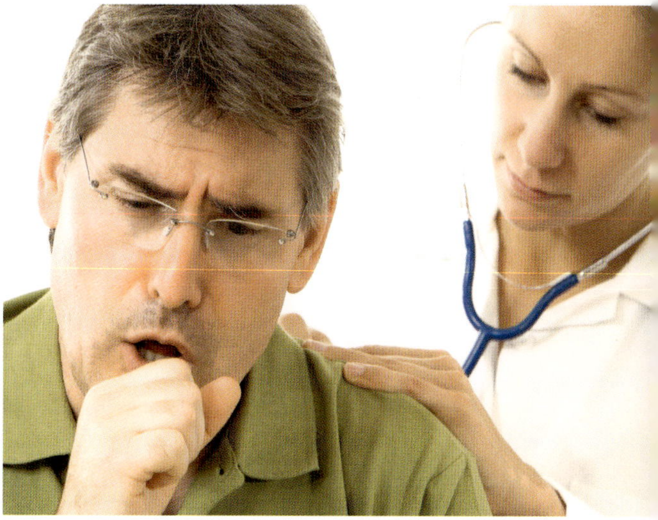

Menschen, die sich noch im ersten oder teilweise zweiten Stadium der COPD befinden, profitieren besonders von einer frühen Behandlung

Der lange Weg zu einer schweren Krankheit

Verantwortlich für das Leiden zeichnet, zum Großteil ein jahrzehntelanger Zigarettenkonsum. Deswegen ist der Rauchstopp auch die effektivste Vorbeugemaßnahme. Man weiß, dass gefährdete Raucher im vierten Lebensjahrzehnt sowie Menschen, die sich noch im ersten oder teilweise zweiten Stadium der COPD befinden, besonders von einer frühen Behandlung profitieren *(siehe auch „Stadien der COPD“).*

Unbehandelt führt die Erkrankung mit ihrer zunehmenden Atemnot nämlich zu einer schweren Beeinträchtigung der Lebensqualität, zum Verlust der Aktivität und schlimmstenfalls zum Tod. COPD ist eine heimtückische Krankheit. Sie beginnt schleichend, fast unmerklich, und schreitet langsam, aber sicher fort.

Die ersten Anzeichen wie ständiger, vor allem morgendlicher Husten, vermehrter Auswurf und zunehmende Atemnot bei körperlicher Anstrengung werden oft als „fehlende Kondition“ gedeutet und bagatellisiert. Man „gewöhnt“ sich auch an diese vermeintlichen Alterserscheinungen. Selbst wenn die Beschwerden über Monate andauern, gehen Betroffene oft nicht zum Arzt und werden daher auch nicht behandelt! Bis dann buchstäblich die „Luft wegbleibt“ und man kaum noch eine Stiege überwinden kann. Dann zeigt der Lungenfunktionstest *(siehe Seite 81)* deutlich reduzierte Werte – ein bleibender Schaden in der Lunge ist entstanden, der nicht wieder zu beheben ist. Hier heißt es, rasch zu handeln, um eine Verschlechterung zu verhindern!

Das passiert in der Lunge

Bei einer COPD sind sowohl eine **chronische Bronchitis** (dauernde Entzündung der Bronchien) als auch eine **Bronchienverengung** und ein **Lungenemphysem** (Blähung der Lungenbläschen) in individuell unterschiedlichem Ausmaß vorhanden. Um besser zu verstehen, wie es zu einer COPD kommt bzw. welche Auswirkungen die lebenslange Erkrankung auf die Atemwege und den menschlichen Organismus hat, ist es hilfreich, die Abläufe der Atmung zu kennen.

So funktioniert unsere Atmung

Der Mensch braucht für alle Vorgänge im Körper Sauerstoff. Diesen erhält er durch das Atmen. Erwachsene atmen in Ruhe jede Minute etwa 12 bis 16 Mal ein und aus: Beim Einatmen wird das Blut mit Sauerstoff aus der Luft angereichert und vom Nasenraum bis zur Lunge geleitet. Beim Ausatmen wird das

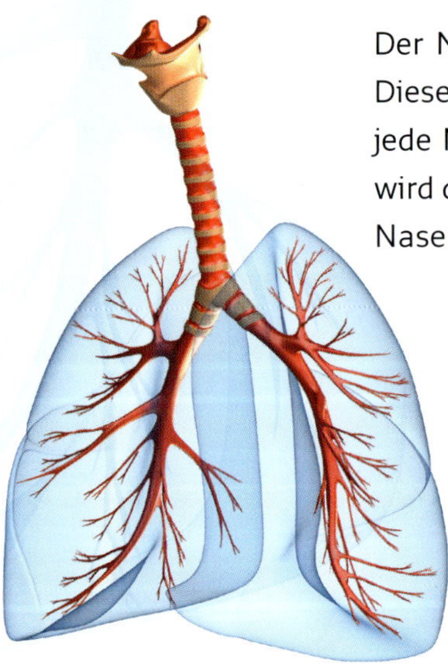

Die Lunge ist aufgebaut wie ein umgekehrter Baum: mit einem Stamm (der Luftröhre), zwei großen Hauptästen (den Hauptbronchien), vielen kleinen Ästen und Zweigen (Bronchien und Bronchiolen) und – am äußersten Ende der Zweige – den so genannten Lungenbläschen (Alveolen)

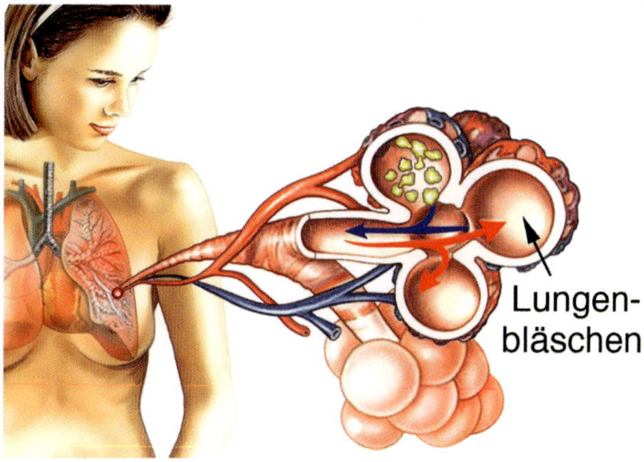

Die Lungenbläschen oder Alveolen

Gas Kohlendioxid, das der Körper beim Stoffwechsel produziert, aus dem Körper hinausbefördert. Für den Atemvorgang sind also die oberen und die unteren Atemwege erforderlich.

Mund, Nase, Rachen oder Schlund (mit den Mandeln) sowie der Kehlkopf, der sich am Beginn der Luftröhre befindet, gehören zu den **oberen Atemwegen**. Zu den **unteren Atemwegen** zählen die Bronchien und die Lunge selbst:
In die Lungen gelangt die Luft über die Luftröhre, die sich knapp unterhalb der Spitze des Brustbeins in zwei **Hauptbronchien** teilt, von denen eine in den linken und die andere in den rechten Lungenflügel führt. Diese beiden Hauptbronchien verzweigen sich bis zu den kleinsten Atemwegen, den so genannten **Bronchiolen**.

Mit jeder Verzweigung wird der Durchmesser der Atemwege kleiner und sie münden schließlich – wie die Aste eines Baumes – in die Lungenbläschen. Die **Lungenbläschen** oder **Alveolen** sind von vielen winzigen Blutgefäßen umgeben. In den Lungenbläschen findet die Aufnahme von Sauerstoff aus der Einatemluft und die Abatmung von Kohlendioxid (dem wichtigsten Abfallprodukt aus unserer Kalorienverbrennung) statt. Der Sauerstoff wandert mit den roten Blutkörperchen zu allen Zellen des Körpers und die gasförmigen Abfallprodukte werden ausgeatmet. Da dieser Sauerstoffaustausch nur in den Lungenbläschen stattfinden kann, ist es wichtig, dass die Atemluft ungehindert bis dorthin strömt.

Die Atmungsorgane verfügen außerdem über einen sehr aktiven Abwehrmechanismus. Alle Atemwege sind mit einer Zellschicht ausgekleidet, die einen Schleimfilm produziert. Dieser Schleim soll eingeatmete Fremdkörper, wie etwa Staubpartikel, abfangen. Eine wichtige Rolle dabei spielen Tausende von winzigen **Flimmerhärchen,** die so genannten **Zilien,** in den Atemwegen. Die Flimmerhärchen befinden sich ständig in einer wellenförmigen Bewegung, um Schleim und Staubpartikel zu den oberen Atemwegen zu transportieren, wo diese ausgehustet oder verschluckt werden können.

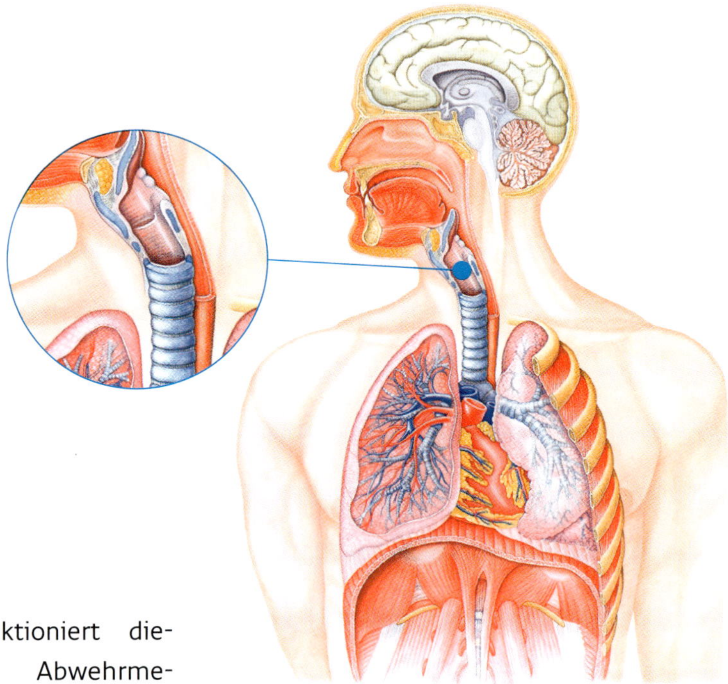

Die Atemwege verfügen über einen sehr aktiven Abwehrmechanismus: Sie sind mit einer Zellschicht ausgekleidet, die einen Schleimfilm produziert, der Fremdkörper „einfängt"

Funktioniert dieser Abwehrmechanismus richtig und gut, bietet er einen wirksamen Schutz gegen Atemwegserkrankungen. Dieser Mechanismus ist sehr wichtig, da die Lungen mit der Umwelt in direktem Kontakt stehen: Schließlich atmet jeder Mensch Luft aus der Umgebung ein, die immer Feinstaub und Umweltgase enthält. Diese müssen weggefiltert werden.

Von der Bronchitis zum Lungenemphysem

Wenn nun die Lunge über Jahre hinweg Schadstoffen aus dem Zigarettenrauch (vor allem aktiv, aber auch passiv) bzw. Luftschadstoffen ausgesetzt wird *(siehe Seite 42–46)*, ist dieser Schutzmechanismus eingeschränkt.

Es kommt zu einer
- → chronischen Schwellung und übermäßigen Schleimbildung in den Atemwegen **(chronische Bronchitis),**
- → dauernden Verengung der Atemwege **(obstruktive Bronchitis),**
- → Zerstörung von Lungenbläschen (Entwicklung eines **Lungenemphysems).**

Alle diese Krankheitserscheinungen sind bei einer COPD vorhanden – in welchem Ausmaß, hängt vom Stadium der COPD ab.

COPD ist deshalb so gefährlich, *weil sie unbemerkt mit Anzeichen einer gewöhnlichen Bronchitis beginnt. Zu den charakteristischen „AHA"-Symptomen von COPD-Patienten zählen:*
- → *Auswurf (beim Husten wird Schleim aus den Atemwegen befördert)*
- → *Husten, vor allem am frühen Morgen*
- → *Atemnot, die zunächst nur unter körperlicher Belastung auftritt, später auch in Ruhe*

Wer mehr über den Verlauf einer COPD wissen möchte ...

Chronische Bronchitis

In der ersten Phase entwickelt sich im Zuge einer langjährigen Schädigung der Lunge durch äußere Einflüsse eine chronische Bronchitis, d.h. eine dauerhafte Reizung und Schwellung der Atemwege. Da regelmäßig eingeatmete Schadstoffe die Flimmerhärchen zerstören, können diese ihre „Reinigungsfunktion" nicht mehr wahrnehmen, die Schadstoffe verbleiben also in den Bronchien und führen in der Folge zur Reizung und Entzündung. Um diesen „Müll" in den Bronchien trotzdem loszuwerden, wird besonders viel schleimiges, zähes Sekret als „Transportmittel" produziert. Die Folge: Husten mit Auswurf, die ersten Symptome einer chronischen Bronchitis. Chronische Bronchitis beim Raucher ist ein Vorstadium von COPD, das die meisten Patienten durchleben. Nur eine kleine Patientengruppe zeigt diese Symptome nicht.

Bereits in diesem frühen Stadium ist es sehr wichtig, abklären zu lassen, ob eine Behandlung erforderlich ist. Denn so etwas wie einen „normalen" Husten gibt es nicht. Auch Raucherhusten ist ein Krankheitsymptom! Nur durch frühzeitige Behandlung kann verhindert werden, dass in weiterer Folge ein Großteil der Lungenbläschen in Mitleidenschaft gezogen wird (siehe „Lungenemphysem").
Es ist wichtig, zu wissen, dass Husten immer ein Abwehrsymptom der Atemwege darstellt. Wenn er regelmäßig auftritt, ist er Symptom für eine Krankheit! Hinter Husten kann eine Reihe von Erkrankungen versteckt sein – wichtig ist daher eine sorgfältige Abklärung, um zwischen Herz- und Lungenerkrankungen zu unterscheiden!

Chronisch-obstruktive Bronchitis

Die chronische Reizung und fortlaufende Schadstoffzufuhr führt zur Einwanderung von Abwehrzellen. Dadurch schwillt nicht nur die Schleimhaut an, sondern auch die zarte Muskelschicht und das Lun-

genstützgerüst bis zu den Gefäßen wird angegriffen und verdickt. Die Atemwege werden in der Folge eng und steif. Statt elastischer kleiner Röhrchen enthält die Lunge nun kleine, starre, unregelmäßige Schläuche, die die Luft nur schwer durchlassen. Die Luft kann aus den Lungen nicht mehr zur Gänze ausströmen (= Obstruktion), sondern verbleibt in geringer Menge auch in den Bronchien, was dann als Atemnot empfunden wird. Dieses Krankheitsstadium ist bereits ein sehr gefährliches, da es zu irreparablen Schäden kommt und schon eine beginnende Einschränkung der Funktionstüchtigkeit der Lunge vorhanden ist! Hier besteht dringender Handlungsbedarf: Eine Abklärung beim Arzt, Diagnose und Einleitung einer Therapie können zu diesem Zeitpunkt größere Schäden meist noch verhindern.

Lungenemphysem

Zigarettenrauch und andere Schadstoffe lösen die elastischen Strukturen des Lungengewebes auf, die die Lungenbläschen stützen. Dadurch werden die Wände der Lungenbläschen zerstört – durch die verminderte Anzahl der Lungenbläschen kann weniger Sauerstoff aufgenommen werden.

Der Körper kann nicht mehr ausreichend Sauerstoff aus der Lunge aufnehmen, die Organe werden mit zu wenig Sauerstoff versorgt (Sauerstoffmangel). Dies bedeutet eine starke, unheilbare Beeinträchtigung der Lungenfunktion, die mit Atemnot, Leistungsschwäche und einer verkürzten Lebenserwartung einhergeht.

Das typische Merkmal einer COPD ist der so genannte „Lufthunger". Die Betroffenen klagen über Enge im Brustraum und haben das Gefühl, nicht genug Luft zu bekommen. Durch die verengten Bronchien können sie nicht mehr vollständig ausatmen, damit bleibt zu viel Luft in der Lunge zurück. Dieser Luftstau bedingt, dass COPD-Patienten Atemnot verspüren.

Raucher und weitere Risikogruppen

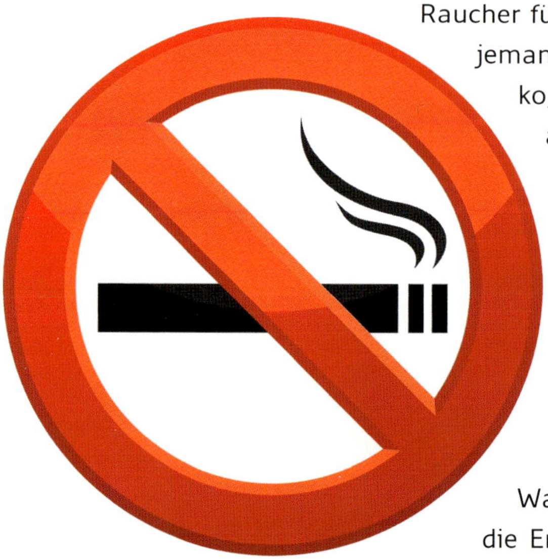

Raucher fürchten sich vor Lungenkrebs. Doch kaum jemand hat Angst vor COPD. Dabei ist das Risiko, an COPD zu erkranken, viel höher: Etwa acht von zehn COPD-Patienten rauchen jahrelang oder haben früher geraucht. Je länger und je mehr Zigaretten pro Tag inhaliert werden, desto häufiger entwickelt sich die Krankheit. Wie Untersuchungen zeigen, ist die Gefahr, an einer COPD zu sterben, bei Rauchern 20 Mal größer als bei Nichtrauchern!

Warum ist Rauchen der Hauptauslöser für die Entstehung einer COPD? Zum einen schädigen die giftigen Inhaltsstoffe des Glimmstängels jene Flimmerhärchen, die die Schadstoffe aus den Luftwegen abtransportieren sollten. Zum anderen enthält der Tabakrauch Feinstaub und giftige Gase, die das Immunsystem auf den Plan rufen: Gefahr in Verzug – alle Systeme müssen die Bronchialwände und die Lungenbläschen schützen und wollen verhindern, dass die Gifte ins Blut und damit in den Körper gelangen. Daher wird Schleim produziert, aber ohne Flimmerzellen bleibt der Schleim mit den Schadstoffen zu einem großen Teil in der Lunge.

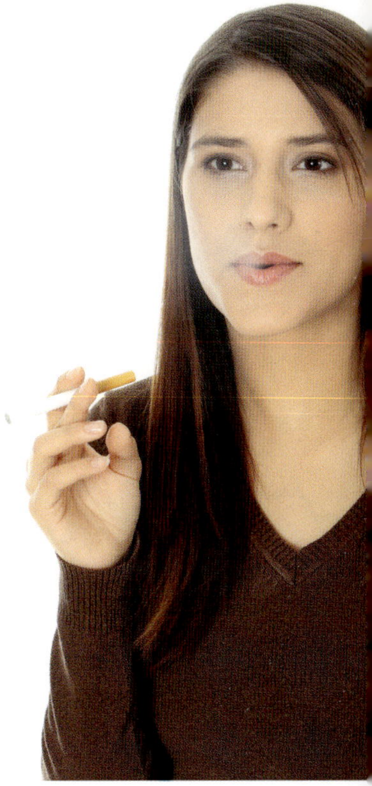

Die Lunge von Frauen scheint für die Schadstoffe im Zigarettenrauch empfänglicher zu sein

Ein wichtiges Detail: Die Lunge von Frauen scheint für die Schadstoffe im Zigarettenrauch noch empfindlicher zu sein; sie erkranken schwerer an COPD und zeigen oft auch einen schlechteren Verlauf. Frauen mit COPD haben bei gleicher Lungenfunktionseinschränkung wie Männer eine geringere Leistungsfähigkeit und leiden unter deutlich mehr Atemnot als das männliche Geschlecht.

In erster Linie sind Raucherinnen und Raucher betroffen, doch COPD lässt sich nicht einfach nur als „Raucherkrankheit" abtun! Nicht jeder Raucher entwickelt eine COPD, etwa jeder zehnte COPD-Patient hat sogar nie geraucht. Demnach können neben dem Zigarettenrauch auch andere Schadstoffe eine wichtige Rolle bei der COPD-Entstehung spielen: Das jahrelange regelmäßige Einatmen von Schad- und Reizstoffen infolge von Luftverschmutzung und Belastung der Atemluft, insbesondere am Arbeitsplatz, aber auch von Feinstaub, sowie das Passivrauchen gehören ebenfalls zu den Risikofaktoren für COPD.

COPD lässt sich nicht einfach nur als „Raucherkrankheit" abtun.

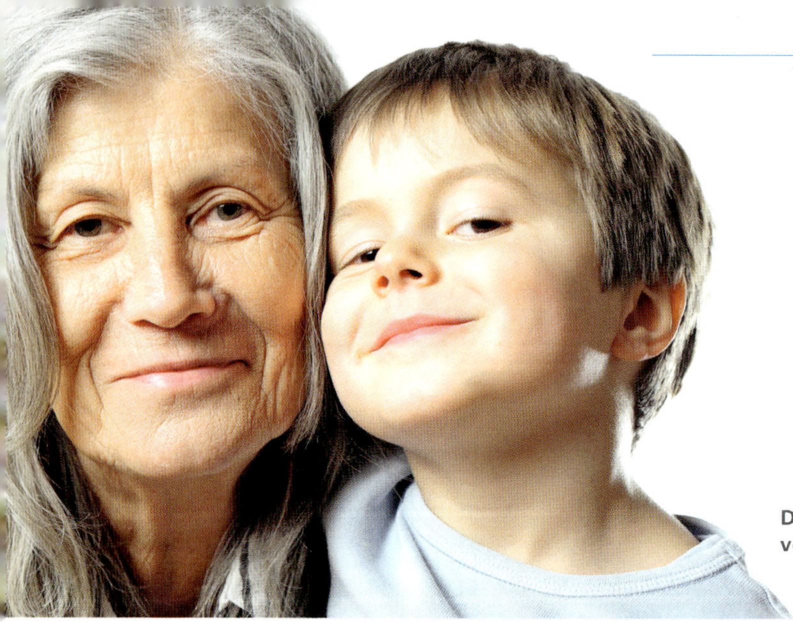

Der Enkel kann die Veranlagung von der Oma erben

Bei Personen, die passiv „mitrauchen", ist die Wahrscheinlichkeit, an COPD zu erkranken, nahezu doppelt so hoch wie bei Menschen, die dem blauen Dunst nicht ausgesetzt sind. Passivrauchen ist besonders für Kinder gefährlich, da die Lungenfunktion und die Lungenentwicklung schon im Kindes- und Jugendlichenalter stark beeinträchtigt werden. Kinder können in jungen Jahren zwar nicht an COPD erkranken, bei früher Schädigung ist die Anfälligkeit dafür aber im Erwachsenenalter stark erhöht:

- → Besonders wenn sie dem Zigarettenrauch der Eltern (Stichwort Passivrauchen) ausgesetzt sind!
- → Zudem spielt oft auch die Vererbung eine Rolle: Der erblich bedingte Mangel an einem bestimmten Eiweiß kann die Entstehung einer COPD begünstigen. Experten sprechen hier auch vom so genannten Alpha-1-Antitrypsin-Mangel. Antitrypsin ist ein Eiweißmolekül, das im weitesten Sinn schützend auf die Lunge wirkt. Wird aufgrund eines Gendefekts zu wenig Alpha-1-Antitrypsin produziert, steigt das Risiko, an COPD zu erkranken. Dadurch werden die Lungenbläschen schneller zerstört, es kann sich ein Lungenemphysem entwickeln. Kommen weitere Risikofaktoren hinzu, wie beispielsweise die Belastung durch Rauchen oder das Einatmen von Schadstoffen am Arbeitsplatz, ist ein schnelles Fortschreiten der Krankheit vorprogrammiert.

Generell sind Menschen mit familiärer Belastung – bei gleicher Ausgangslage – verstärkt gefährdet, an COPD zu erkranken.

So verläuft die Erkrankung

Der Krankheitsverlauf der COPD ist durch eine fortschreitende Verschlechterung der Lungenfunktion und eine zunehmende Beeinträchtigung des Befindens, der Leistungsfähigkeit und der Lebensqualität gekennzeichnet.
Wer schon bei den ersten Beschwerden einen Arzt aufsucht, mithilfe eines Lungenfunktionstests (Spirometrie) das Stadium der Erkrankung erfasst, mit dem Rauchen aufhört und – falls nötig – eine medikamentöse Therapie konsequent einhält, hat sehr gute Chancen, die Krankheit zu stoppen (in Stadium 1) bzw. das Fortschreiten zu verzögern (in Stadium 2 und 3).
→ Wenn Sie Raucher sind,
→ wenn Sie husten und
→ Auswurf und/oder Atemnot bei Belastung haben,
sollten Sie ab dem 40. Lebensjahr einmal pro Jahr eine Lungenfunktionsmessung *(siehe Seite 81)* durchführen lassen. Einen Lungenfunktionstest können Sie bei Ihrem praktischen Arzt oder auch bei einem Lungenfacharzt machen.

→ **Stadium 1** *(leichtgradige COPD):* Diese Krankheitsstufe ist manchmal, aber nicht immer durch Husten und Auswurf gekennzeichnet. Atemnot wird oft noch gar nicht bemerkt. Dem Betroffenen ist die Einschränkung der Lungenfunktion häufig nicht bewusst. Am ehesten wird diese Einschränkung durch Vorsorgeuntersuchungen entdeckt.

- **Stadium 2** *(mittelgradige COPD):* Husten, Auswurf, aber auch Kurzatmigkeit treten auf, typischerweise bei Belastung. Man kommt früher als gleichaltrige Gesunde außer Atem und wird weniger schwer oder nur langsamer arbeiten können.

- **Stadium 3** *(schwere COPD):* Es kommt zu stärkerer Kurzatmigkeit, verminderter Belastbarkeit, zu einer (akuten) Verschlechterung des Krankheitsbildes mit häufigem Husten, verstärktem Auswurf und vermehrter Atemnot. In der Regel geben die Betroffenen bereits einige Tätigkeiten, die sie früher gerne gemacht haben, auf und sind weniger aktiv.

- **Stadium 4** *(sehr schwere COPD):* gravierende Verschlechterung der Kurzatmigkeit und Belastungsfähigkeit, oft auch lebensbedrohlicher Verlauf, stark eingeschränkte Lebensqualität. Spitalsaufenthalte sind nicht zwingend, aber meist ein- oder mehrmals im Jahr erforderlich, eine Berufstätigkeit ist häufig nicht mehr möglich. Hier kann auch schon fremde Hilfe im Alltag für Einkaufen, Haushalt etc. notwendig sein. Fallweise ist auch eine Sauerstofftherapie notwendig.

Über die Therapiemethoden für jedes Stadium erfahren Sie mehr im Kapitel „Behandlung“ (siehe Seite 101).

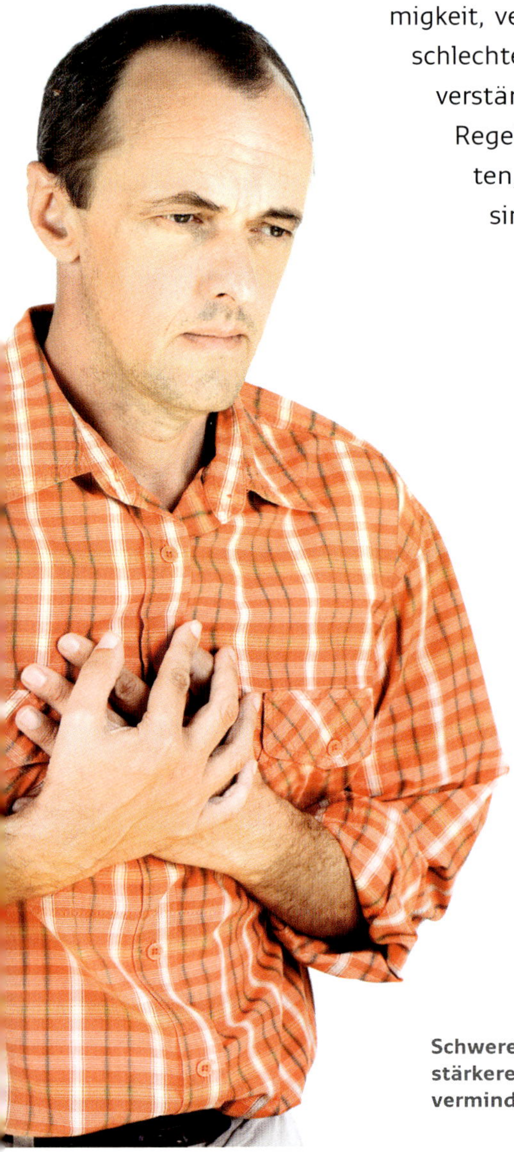

Schwere COPD: Es kommt zu stärkerer Kurzatmigkeit und verminderter Belastbarkeit

Ähnliche Symptome – andere Krankheitsbilder

Habe ich COPD oder vielleicht doch etwas anderes? Wenn man Erkrankungen der unteren Atemwege – also im Wesentlichen der Bronchien und der Lunge – betrachtet, so lassen sich von einer COPD folgende Krankheitsbilder unterscheiden:

- **Akute Lungenerkrankungen:** Sie sind dadurch gekennzeichnet, dass sie plötzlich und meist mit heftigen anderen Allgemeinsymptomen beginnen und nach einer bestimmten Zeit wieder abheilen. Von der Bronchitis bis zur Lungenentzündung (Pneumonie) ist alles möglich.

- **Andere chronische Lungenkrankheiten:** Viele Erkrankungen können mit Husten – mit oder ohne Auswurf – auftreten. Die wichtigsten sind:
  - Lungenkrebs
  - Lungengerüsterkrankung

- **Herzerkrankungen:** Dadurch kann sich Wasser in den Lungen stauen.

- **Asthma bronchiale** (im Folgenden kurz Asthma genannt): Chronische, nicht-infektiöse Entzündung der Atemwege, beginnend oft im Kindes- und Jugendalter. Die Krankheit tritt anfallsartig mit trockenem Husten und Atemnot auf. Ursache für Asthma ist oft Vererbung, Auslöser sind oft Infekte, Allergien, Anstrengung, Kälte, Passivrauchen, Stress, Dämpfe etc. Es sind mehr Nichtraucher als Raucher unter den Patienten.

Ganz wesentlich: Der Arzt muss feststellen, welche andere Erkrankung vorliegen könnte. Da alle anderen chronischen Lungen- und Herzleiden ebenfalls schwere Krankheiten sind, ist eine richtige Behandlung ohne Verzögerung wichtig!

Asthma oder COPD?

Immer wieder wird COPD mit Asthma verwechselt, doch die beiden Krankheitsbilder sind unterschiedlich. Da der Verlauf und die Behandlung wesentliche Unterschiede aufweisen, ist es wichtig, diese Unterscheidung vom Facharzt durchführen zu lassen!

→ Während die **COPD** sehr oft nach dem 40. Lebensjahr auftritt und in der Regel nur tagsüber Beschwerden macht, beginnt **Asthma** meist in der Kindheit bzw. Jugend, wobei es häufig in der Nacht zu Anfällen kommt.

→ **Asthmatiker** leiden häufig auch an einer Allergie, **COPD** hat mit einer Allergie nichts zu tun.

→ Während die **COPD** schleichend verläuft und langsam fortschreitet, treten **Asthmaanfälle** plötzlich und unerwartet auf. Nach einem Asthmaanfall kann der beschwerdefreie Zustand wieder eintreten.

→ Bei **COPD** kommt es zu Atemnot unter Belastung (z.B. Stiegen steigen), später auch in Ruhe; **Asthma** tritt mit Anfällen von Atemnot auch in Ruhe auf.

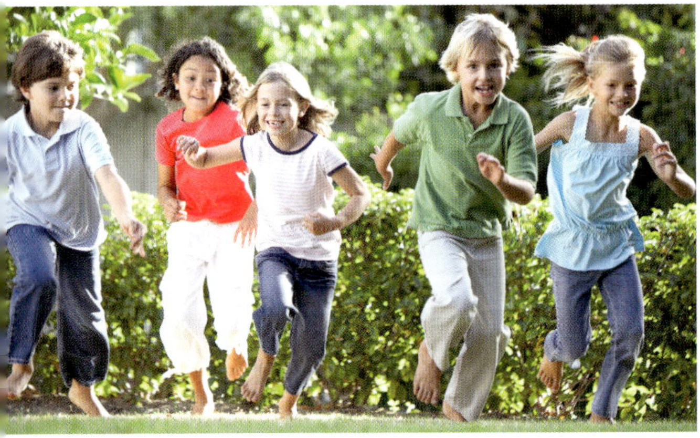

Asthma beginnt meist in der Kindheit, COPD sehr oft nach dem 40. Lebensjahr

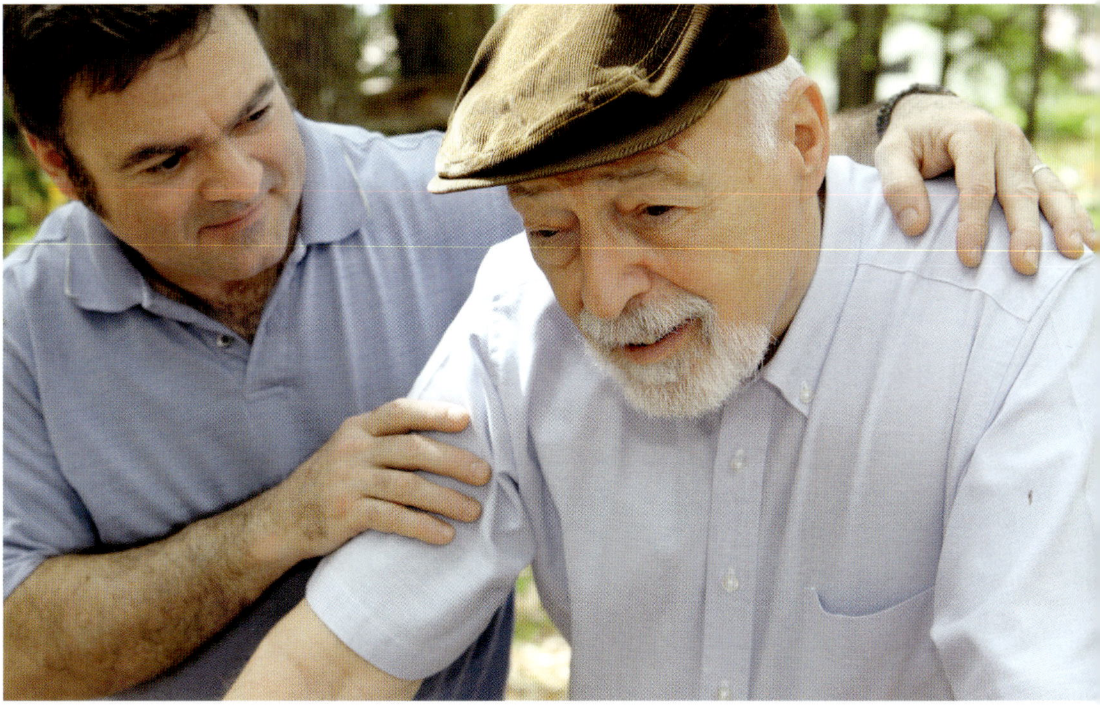

Immer wieder wird COPD mit Asthma verwechselt, doch die beiden Krankheitsbilder sind unterschiedlich

→ Wer unter **COPD** leidet, hustet oft mit Auswurf; der Husten des **Asthmatikers** ist meist trocken.

Die einzige Möglichkeit, um sicher zu sein, dass Sie COPD und nicht Asthma haben, ist ein Lungenfunktionstest (Spirometrie), eine Untersuchung, die nur Ihr Arzt durchführen kann. Näheres darüber im Kapitel über Untersuchungen *(siehe Seite 81)*.

Die wichtigsten Unterschiede zwischen Asthma und COPD

KRITERIUM oder SYMPTOM	ASTHMA	COPD
SYMPTOME	→ trockener Husten → Atemnot mit pfeifenden Geräuschen → Beklemmungsgefühl in der Brust	→ Husten → Auswurf und Atemnot über einen längeren Zeitraum
ATEMNOT	→ im Anfall; vorwiegend nachts bzw. am frühen Morgen → häufig saisonal (Pollen)	→ bei Belastung → meist tagsüber
HUSTEN	→ Reizhusten → unproduktiv → auch nachts	→ produktiver Husten (frühmorgens, „Raucherhusten“)
AUSWURF (MENGE)	→ wenig	→ viel
ALTER BEI KRANKHEITSBEGINN	→ Kinder → Jugendliche → seltener Erwachsene	→ Erwachsene über 40 Jahren
BEGINN	→ plötzlich → oftmals nach Heuschnupfen → nach Infekt	→ langsam → allmähliche Zunahme der Beschwerden
RAUCHEN	→ kann Asthmaanfälle auslösen	→ häufigste Ursache der COPD
ALLERGIE	→ steht oft in Zusammenhang mit Asthma	→ Allergien spielen keine Rolle
VERLAUF DER ERKRANKUNG	→ Symptome können wieder vergehen	→ chronisch
LUNGENFUNKTION	→ im anfallsfreien Zeitraum oft unauffällig	→ dauerhaft eingeschränkt
ÜBERERREGBARKEIT DER BRONCHIEN	→ ja	→ selten → nicht typisch
KORTISON	→ wirkt gut	→ wirkt schwach

Ihre Fragen – unsere Antworten

→ Was ist COPD?

Eine fortschreitende, chronische Lungenerkrankung, die mit einer Verengung der Bronchien, Husten und Atemnot einhergeht. Hauptauslöser: jahrelanges aktives Zigarettenrauchen

→ Wer ist betroffen?

Erwachsene mit regelmäßiger Schadstoffbelastung in der Atemluft (Raucher, Arbeitsplatz, Verkehr, Passivraucher, ...)

→ Was ist die Ursache?

Grundvoraussetzung für die Entwicklung der Krankheit ist eine besondere Veranlagung. Ob und wie schnell sich bei so einer Veranlagung COPD entwickelt, hängt auch von der Schadstoffeinwirkung auf die Lunge ab. Bei uns ist Tabakrauch der häufigste Auslöser.

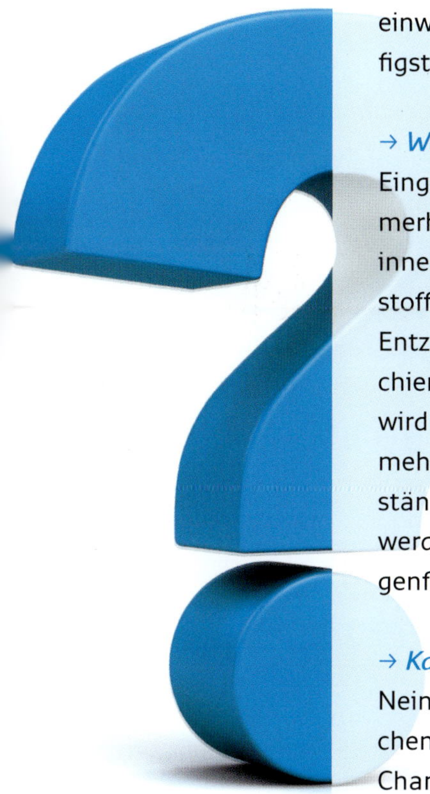

→ Was passiert in der Lunge?

Eingeatmete Schadstoffe schädigen die so genannten Flimmerhärchen, die eine Reinigungsfunktion in den Atemwegen innehaben. Ist diese nicht mehr gegeben, bleiben die Schadstoffe in den Bronchien, reizen diese und es kommt zu einer Entzündung. Die Bronchialschleimhaut schwillt an, die Bronchien verengen sich. Um die Schadstoffe abzutransportieren, wird vermehrt Schleim produziert. Verengte Bronchien und mehr Schleim führen zu einem „Luftstau“, weil nicht mehr vollständig ausgeatmet werden kann. Durch die große Luftmenge werden die Wände der Lungenbläschen geschädigt, die Lungenfunktion wird stark beeinträchtigt.

→ Kann man die Krankheit heilen?

Nein. Entstandene Schäden lassen sich nicht rückgängig machen. Allerdings hat man bei rechtzeitiger Behandlung die Chance, das Fortschreiten der Erkrankung zu verzögern oder zu stoppen. Daher ist es lebenswichtig, bei den ersten Anzeichen wie nachlassender Kondition oder länger anhaltendem Husten den Arzt aufzusuchen.

Vorbeugung

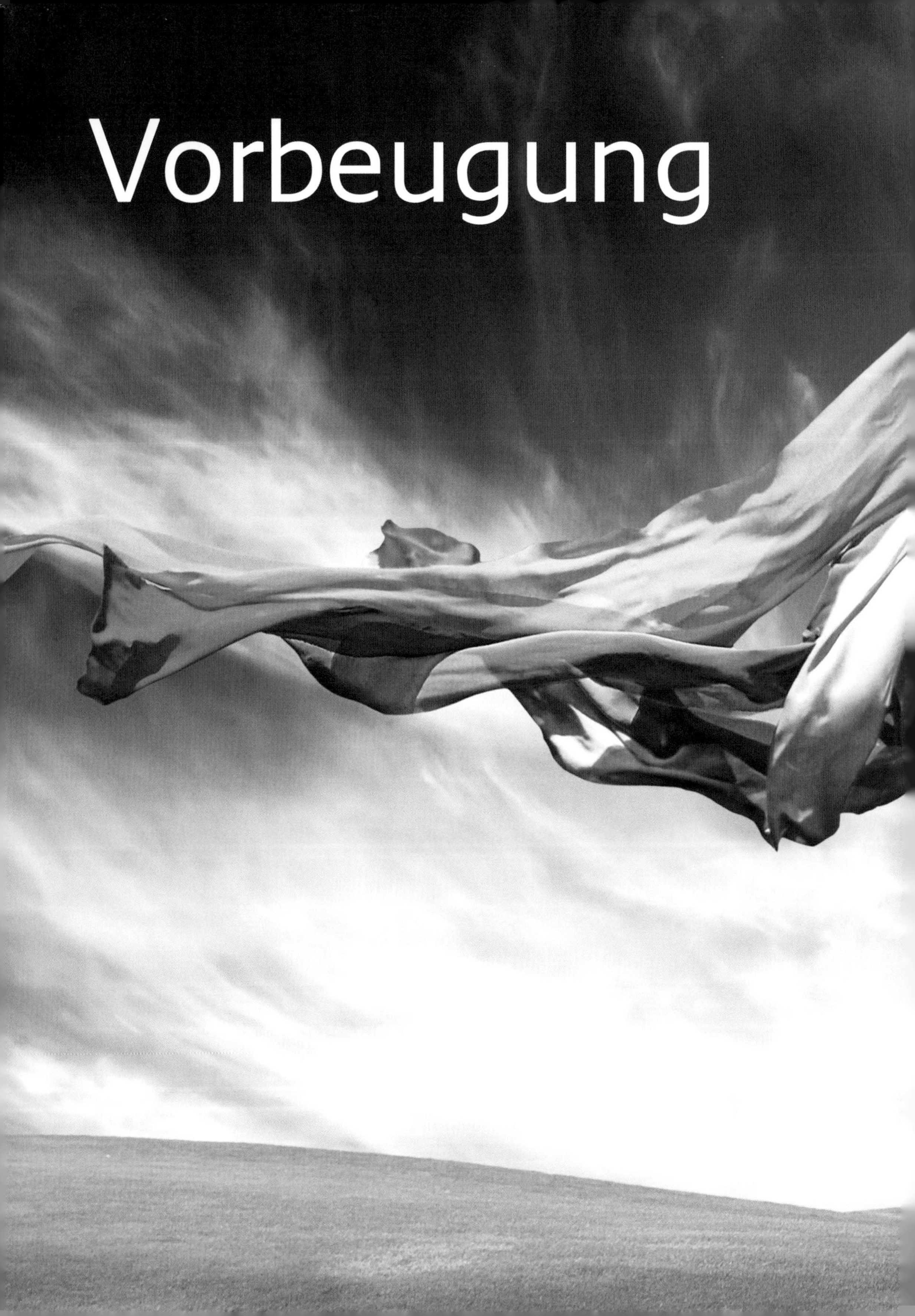

KAPITEL 2

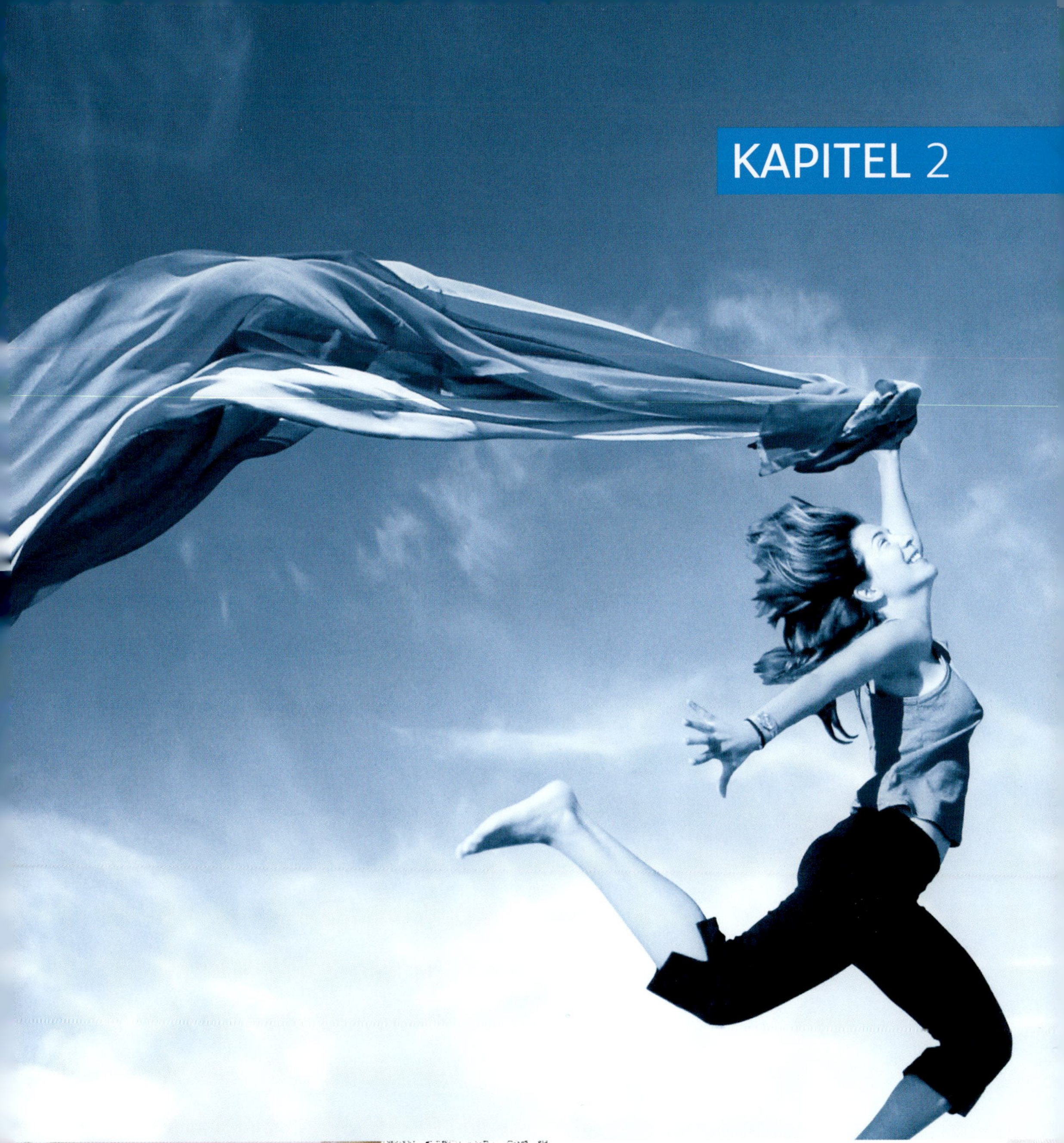

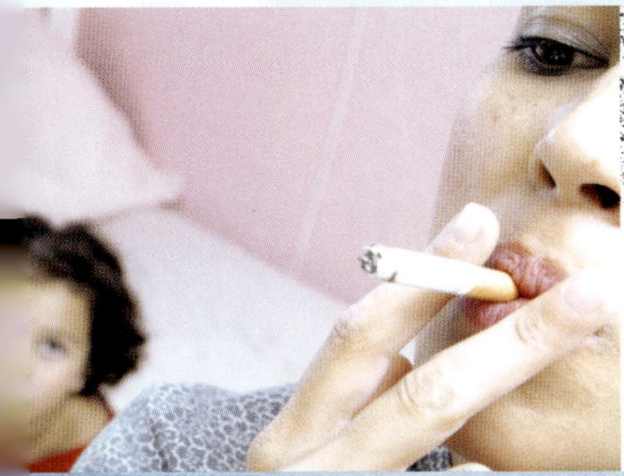

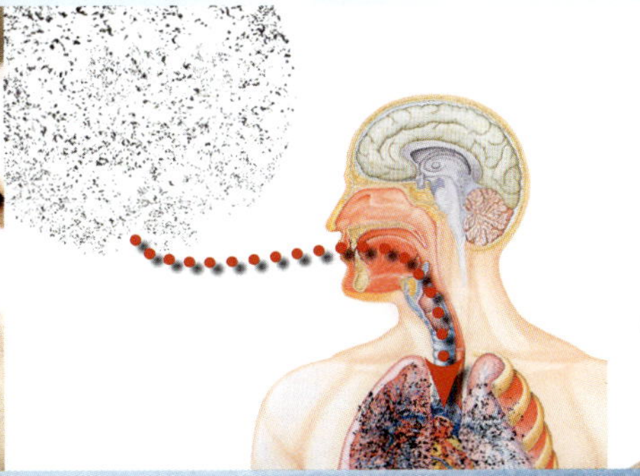

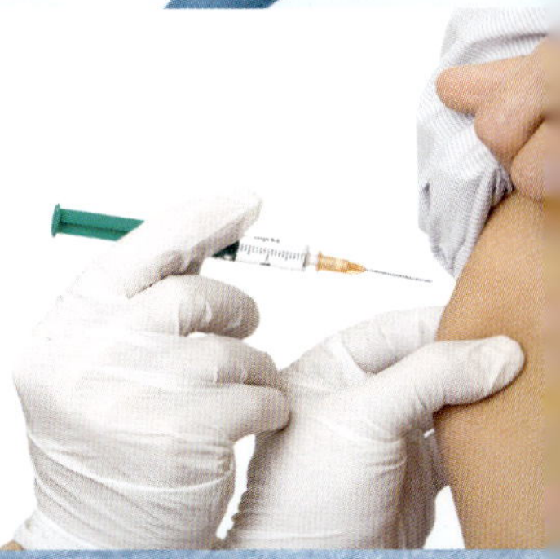

COPD?
Nein, danke!

Seit Werner sich bei seinem Freund Martin über seine nachlassende Kondition beschwert hat, versucht Martin, den Freund zum Rauchstopp zu überreden. „Falls du tatsächlich COPD hast, sind deine Chancen umso besser, je rascher du mit dem Rauchen aufhörst und je früher du mit der Behandlung beginnst. Und wenn du nur gefährdet bist, kannst du mit einer Raucherentwöhnung rechtzeitig vorbeugen." Martin hat miterlebt, wie sein Vater, ein starker Raucher, an COPD erkrankte und trotzdem von seiner Zigarettensucht nicht loskam. „Nicht mit mir!", hatte er sich damals geschworen und nie wieder eine Zigarette angerührt. Er wollte alles tun, um dieser Erkrankung vorzubeugen. Nun macht er Werner auf den Zusammenhang zwischen Rauchen und der Lungenerkrankung aufmerksam und bemüht sich, ihn von der Sinnhaftigkeit vorbeugender Maßnahmen zu überzeugen. Doch zunächst ist Werner skeptisch.

COPD kann man vorbeugen

Nicht rauchen

Die häufigste Ursache für COPD ist – wie heute allgemein bekannt ist – aktives Zigarettenrauchen. Es fällt Ihnen trotzdem schwer, mit dem Rauchen aufzuhören? Dann holen Sie sich Unterstützung, wenn Sie den Glimmstängel endgültig zur Seite legen möchten! Entwöhnungskurse können den dauerhaften Verzicht auf das Rauchen erleichtern. Dort bekommen Sie auch Tipps, wie Sie „Nebenwirkungen“ des Rauchstopps (z.B. Gewichtszunahme) vermeiden können *(siehe auch Kapitel „Raucherentwöhnung“)*.

Passivrauchen vermeiden

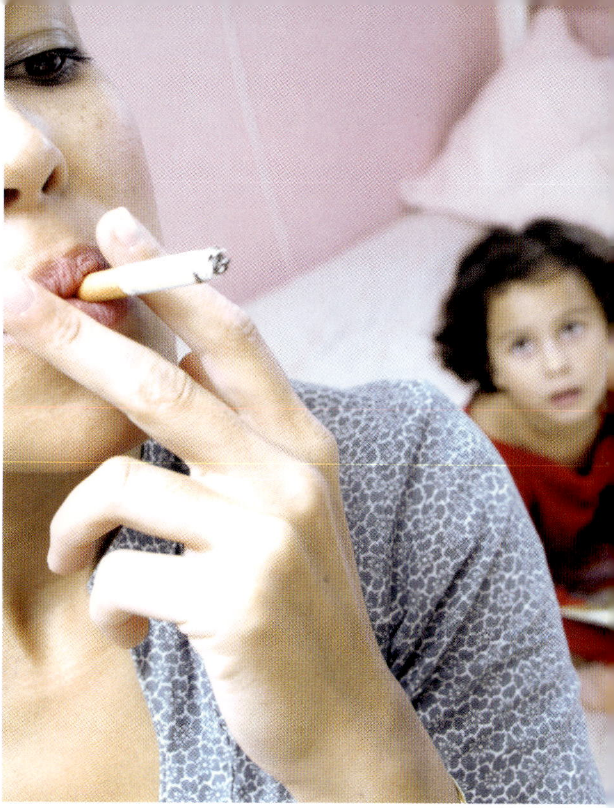

Wer raucht, gefährdet sich und seine Kinder

Nicht nur das aktive Rauchen, auch passives Rauchen ist ein sehr großer Risikofaktor für die Entstehung von COPD. Bevorzugen Sie daher Orte, an denen nicht geraucht wird. Dies ist ganz besonders wichtig für Kinder! Studien haben gezeigt, dass Kinder von starken Rauchern während der ersten drei Lebensjahre durch das ständige Inhalieren der Schadstoffe besonders häufig von Atemwegserkrankungen betroffen sind. Das noch im Wachstum befindliche Lungengewebe des Kindes kann dadurch nachhaltig geschädigt werden. Es kommt zu wiederholten „Atemwegsinfekten", die Entstehung von Asthma im Kindesalter bzw. die Entwicklung von COPD beim Erwachsenen wird dadurch gefördert.

Möglichst keine Reizstoffe einatmen

In vielen Berufen sind Menschen der Belastung durch Reiz- und Schadstoffe ausgesetzt. Daher ist es wichtig, in diesen Situationen einen Mundschutz zu tragen. Denn:

- → Starke und regelmäßige Belastungen durch Staub (wie sie z.B. in der Landwirtschaft, im Straßenbau etc. auftreten) oder
- → gefährliche Dämpfe bzw. Gase am Arbeitsplatz sowie
- → Schadstoffbelastung in geschlossenen Räumen (z.B, „Mitrauchen" am Arbeitsplatz)

können mitunter eine COPD auslösen bzw. den Zustand Betroffener verschlechtern.

Nichtraucherschutz am Arbeitsplatz ist verpflichtend.

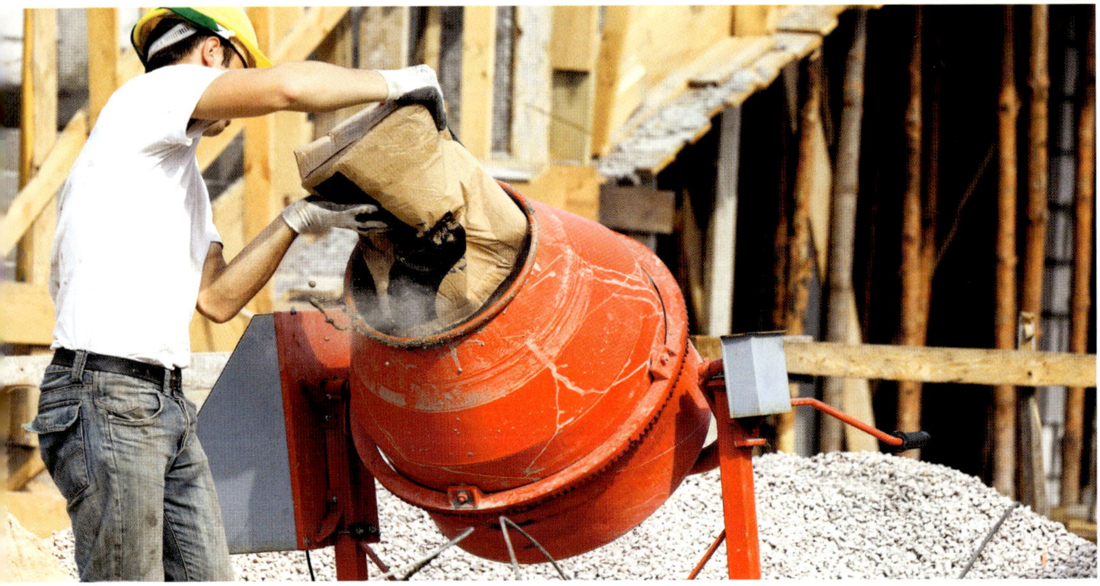

Feiner Staub, wie er hier beim Betonmischen entsteht, schädigt die Lunge

(Fein-)Staubbelastung ernst nehmen

Je feiner die Staubteilchen, umso tiefer gelangen sie in die Lunge.

Schütteln auch Sie verständnislos den Kopf, wenn im Radio Feinstaubwarnungen durchgegeben werden? Alles Übertreibung, weil Sie ja gar nichts davon spüren? Auch wenn Sie es nicht unmittelbar bemerken: Der feine Staub ist ein gefährlicher Feind Ihrer Lunge!

Staub ist ein Gemisch aus festen Stoffen (Partikeln) und Luft. Ob dieses Gemisch gesundheitsschädigend ist, hängt von verschiedenen Faktoren ab: Neben der Staubart ist ein ganz wesentlicher Punkt die Größe der Partikel. Denn je kleiner die Staubteilchen sind, desto tiefer gelangen sie beim Einatmen in die Lunge und setzen sich dort fest. Feinstaub mit einer Partikelgröße von unter fünf Mikrometern (1 Mikrometer ist ein Millionstel Meter) ist mit bloßem Auge gar nicht mehr zu erkennen.

Mit einem komplizierten Reinigungssystem schafft es der menschliche Körper zwar, Fremdmaterialien wie etwa Staub wieder aus den Atemwegen zu entfernen. In der Nase gibt es Zellen, die Schleim absondern und so den Staub binden. Durch Niesen und Schnäuzen wird dieser dann wieder aus dem Körper entfernt.

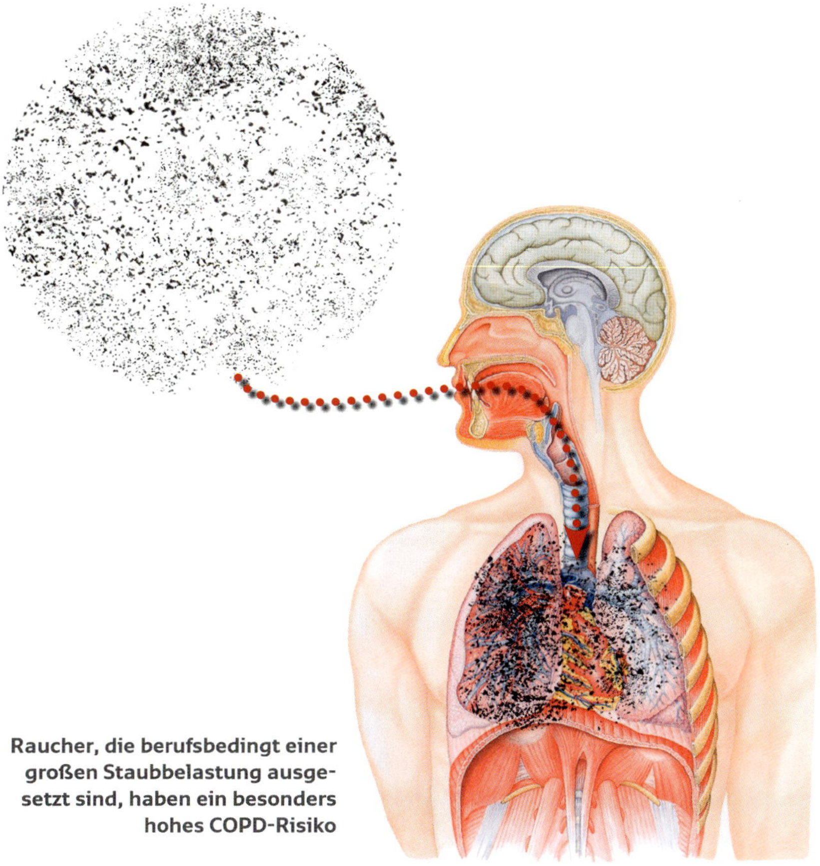

Raucher, die berufsbedingt einer großen Staubbelastung ausgesetzt sind, haben ein besonders hohes COPD-Risiko

Sind die Flimmerhärchen geschädigt, funktioniert der Abtransport der Staubpartikel nicht mehr.

Dieses körpereigene Reinigungssystem ist allerdings störanfällig und nicht unbegrenzt belastbar. Tabakrauch oder Entzündungen können beispielsweise die Flimmerhärchen schädigen – der Abtransport von Staubpartikeln funktioniert dann nicht mehr. Daher sind Raucher, die berufsbedingt einer großen Staubbelastung ausgesetzt sind, besonders gefährdet, an COPD zu erkranken.

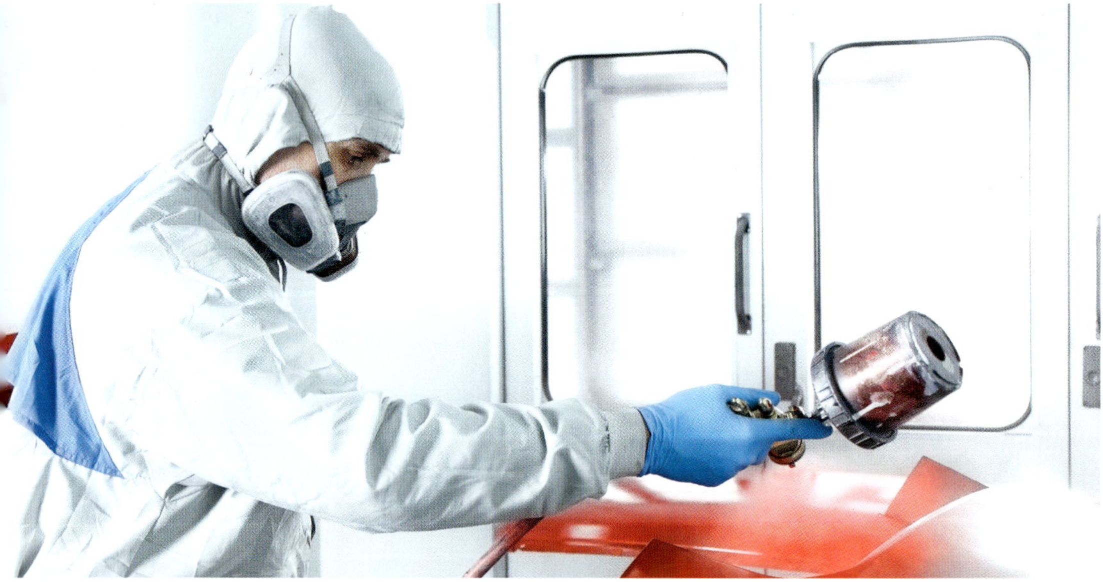

Schützen Sie bei hoher Schadstoffbelastung Ihre Lunge, verwenden Sie einen Atemschutz

Schutz vor Schadstoffen am Arbeitsplatz

Wenn Sie im Zuge Ihrer Arbeit sehr viele Schadstoffe einatmen, kann das die Entstehung einer COPD fördern. So sind beispielsweise Schweißer besonders gefährdet, da sie beim Schweißen häufig einer Mischung aus feinsten Staubteilchen, Stickoxiden, Nitrosegasen und Ozon ausgesetzt sind. Dieser „Schadstoffmix" gelangt ungehindert in die Lunge. Daher ist es wichtig, während dieser Tätigkeit für eine ausreichende Belüftung (spezielle Anlagen, Schweißen im Freien, ...) zu sorgen und sich mit einem Atemschutzgerät vor dem schädlichen Staub zu schützen.

Ebenfalls gefährdet sind Bauarbeiter, die verstärkt Feinstaub ausgesetzt sind und zusätzlich rauchen. Wer viel mit Lacken zu tun hat, sollte damit nicht ohne Atemschutz hantieren, denn die Dämpfe von Lacken können schädlich sein. Auch in der Kunststoff erzeugenden Industrie, in der Lederverarbeitung, in der Energieversorgung, im Bergbau oder auch in der Textilindustrie können Staub, Dämpfe und Gase frei werden, die man nicht ungeschützt einatmen darf.

8 von 10 COPD-Patienten sind oder waren Raucher.

Tipps für Menschen mit Risikofaktoren und erblicher Vorbelastung

Besonders wichtig ist es, die folgenden Beschwerden ernst zu nehmen:

- → Wenn Sie vor allem in den Morgenstunden unter regelmäßigen Hustenattacken leiden, die von Auswurf begleitet sind, gehen Sie zum Arzt!
- → Auch Kurzatmigkeit bei Bewegung ist nicht „normal". Wenn diese länger andauert, so ist das kein Anzeichen für eine schlechte Kondition, sondern kann auf eine Erkrankung der Atemwege hindeuten.
- → Fangen Sie nicht an, sich wegen Ihrer Kurzatmigkeit zu schonen und bestimmte Aktivitäten zu vermeiden – dadurch wird die Erkrankung nur schlimmer! Regelmäßige Bewegung ist sehr wichtig, da sonst die Muskeln schlaff werden und die allgemeine Kondition deutlich nachlässt. Werden Sie daher aktiv, wenn Sie Kurzatmigkeit zu Pausen zwingt, und lassen Sie sich vom Lungenfacharzt untersuchen! Er wird Ihnen zusätzlich zu einer eventuell notwendigen Behandlung ein spezielles Bewegungsprogramm empfehlen.
- → Wenn Sie sehr häufig an Infekten der Atemwege leiden, kann auch eine ernstere Erkrankung dahinterstecken.

Etwa 8 von 10 COPD-Patienten sind oder waren Raucher. Ein sofortiger Rauchstopp beeinflusst selbst bei bereits Erkrankten den Verlauf der Erkrankung immer positiv und kann eine weitere Schädigung der Lunge verhindern! Denn das Fortschreiten der Erkrankung wird mit jeder Zigarette oder Zigarre, die Sie rauchen, schlimmer. Untersuchungen haben gezeigt, dass besonders Raucher über 40 Jahren sehr davon profitieren, wenn sie sich endgültig von den Glimmstängeln verabschieden.

Stärken Sie mit vitaminreicher Ernährung Ihre Abwehrkräfte

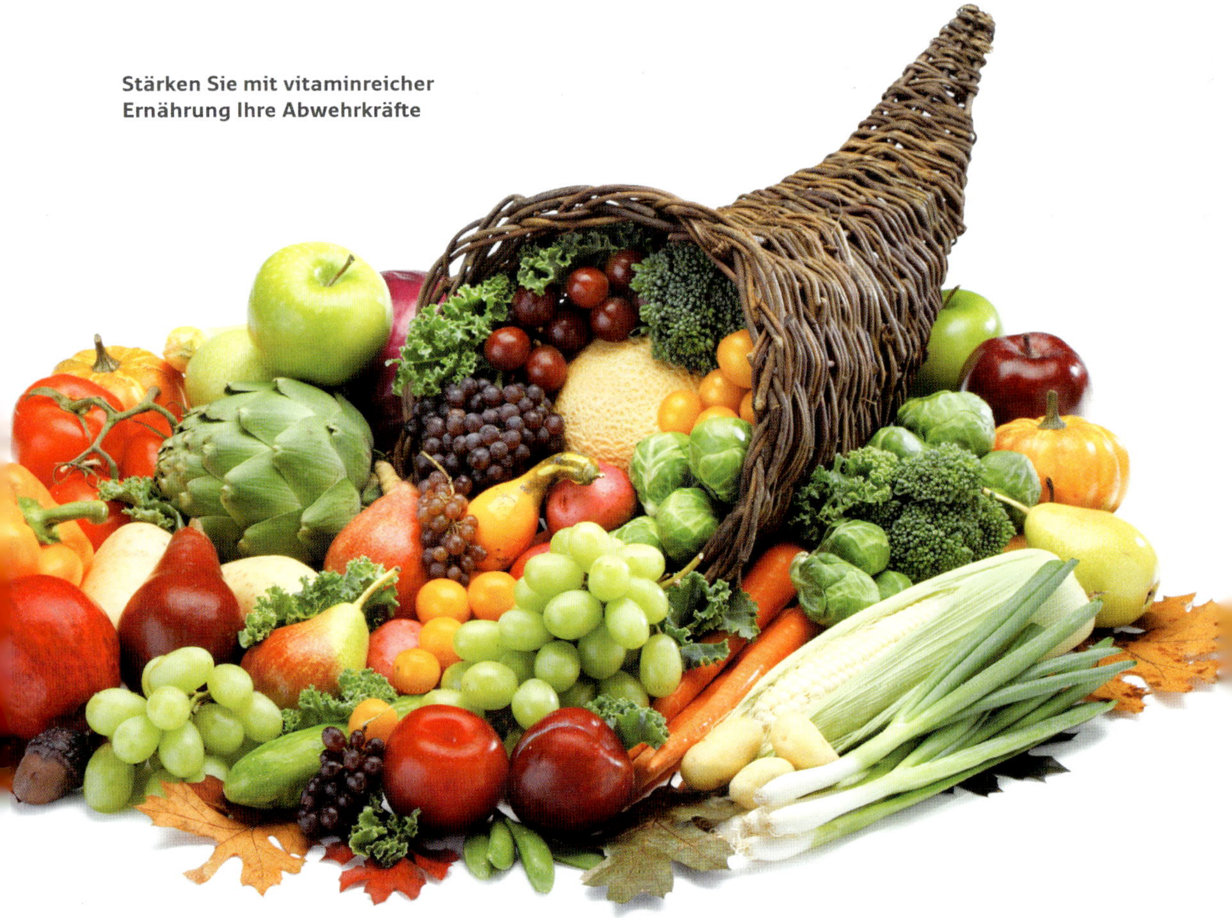

So kann man eine Verschlechterung der Krankheit verhindern bzw. verzögern

1. Die wichtigste Maßnahme ist auch hier, mit dem Rauchen aufzuhören!

In jedem Stadium der COPD kann ein Rauchstopp den Verlauf der COPD positiv beeinflussen und dafür sorgen, dass die Lunge länger leistungsfähig bleibt. Wir wissen heute, dass regelmäßiges Rauchen die Verschlechterung der Lungenfunktion beschleunigt. Es tritt zwar auch bei Nichtrauchern mit steigendem Alter ein natürlicher Abfall der Lungenfunktion auf. Aber: Bei Rauchern nimmt die Lungenfunktion drastisch ab, besonders bei Frauen! Wer vor allem in jungen Jahren mit dem Rauchen aufhört, kann diesen schädlichen Effekt deutlich verringern.

2. Bewegen Sie sich!

In jedem Stadium bringt ein Rauchstopp Vorteile.

Runter von der Fernsehcouch, sollte Ihre Devise lauten! Gerade im Anfangsstadium brauchen COPD-Patienten keine Schonung, sondern Bewegung. Körperliches Training (leichtes Gehtraining, jede Art von Ausdauertraining) verbessert die Lebensqualität und erhöht die Belastbarkeit. Besonders Nordic Walking hat sich bewährt, wie nun auch eine aktuelle österreichische Studie zeigen konnte: Regelmäßiges tägliches Gehen steigert das körperliche Wohlbefinden und die Kondition, die Beschwerden der COPD werden durch das Bewegungstraining sogar reduziert bzw. sofort und auch in weiterer Folge gemildert.

Regelmäßige Bewegung sollte daher unbedingt Teil der Therapie sein *(siehe Kapitel „Bewegung“).* Fragen Sie auch Ihren Arzt, welche Art von körperlichem Training in Ihrem speziellen Fall in Frage kommt.

3. Achten Sie auf Ihre Ernährung und kontrollieren Sie Ihr Gewicht!

Bei vielen Patienten mit COPD tritt ein ungewollter Gewichtsverlust auf. Veränderungen Ihres Gewichts, die ohne eine bewusste Umstellung Ihrer Lebensweise auftreten und mehr als 2 kg innerhalb von sechs Monaten betragen, sollten Sie mit Ihrem Arzt besprechen *(siehe Kapitel „Ernährung“).*

4. Vermeiden Sie Atemwegsinfektionen!

Da die Atemwege bereits vorgeschädigt sind, haben es Keime und Viren leichter, sich anzusiedeln. Hier ein paar Tipps, um Infektionen gezielt vorzubeugen:

→ Menschenansammlungen meiden und besonders **in der Grippezeit häufig Hände waschen**
→ **Abwehrkräfte stärken** – auf ausreichend Schlaf und gesunde, vitaminreiche Ernährung achten
→ Möglichst oft **an der frischen Luft bewegen**

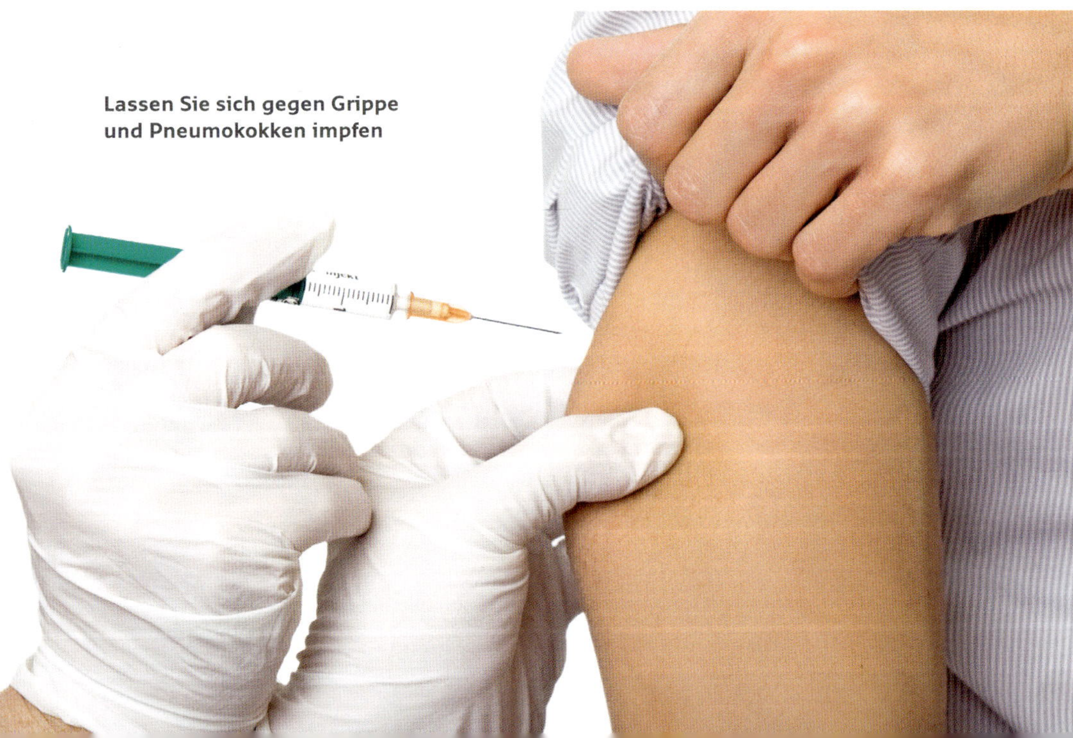

Lassen Sie sich gegen Grippe und Pneumokokken impfen

Durch Bewegungstraining können Beschwerden reduziert werden.

- **Wohnung nicht überheizen** (Schleimhäute trocknen aus und sind dadurch weniger widerstandsfähig gegenüber Krankheitserregern), evtl. Luftbefeuchtung

5. Regelmäßig zum Arzt gehen!

- Dazu gehören vor allem der Kontrollbesuch beim **Lungenfacharzt** und die Durchführung einer Spirometrie.
- Nehmen Sie Ihre **Medikamente regelmäßig,** wie vom Arzt vorgeschrieben, ein.
- Gehen Sie jedes Jahr zur **Grippeschutzimpfung.** Die „echte Grippe" (Influenza) ist im Gegensatz zu den oft fälschlich als „Grippe" bezeichneten grippalen (also grippeähnlichen) Infekten eine schwere Erkrankung, die jedes Jahr Todesopfer fordert. Ist die Lunge wie bei COPD-Patienten bereits vorgeschädigt, steigt die Wahrscheinlichkeit, an der Grippe zu sterben. Im Zuge einer Influenza-Erkrankung kann sich eine Lungenentzündung entwickeln, die oft tödlich verlaufen kann.
- Lassen Sie sich als COPD-Patient alle fünf Jahre gegen **Pneumokokken impfen.** Pneumokokken sind Bakterien, die eine Lungenentzündung hervorrufen können. Die Impfung beugt dieser schweren Erkrankung vor.

Ihre Fragen – unsere Antworten

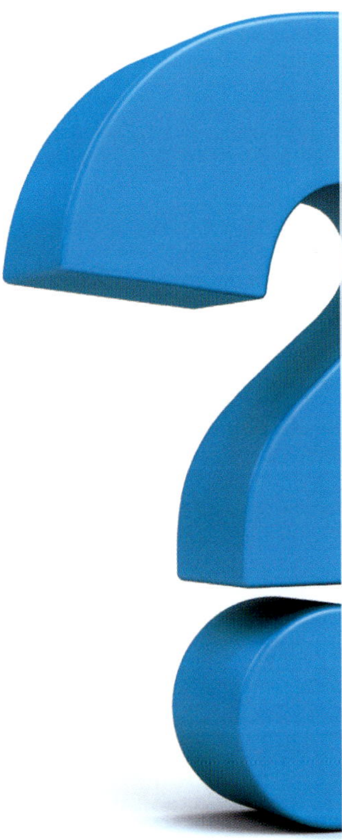

→ Ist COPD „Schicksal" oder kann man vorbeugen?

Bei manchen Menschen spielt zwar auch die Vererbung eine Rolle bei der Entstehung der Krankheit. In den allermeisten Fällen ist jedoch jahrzehntelanges Rauchen dafür verantwortlich. Durch Rauchstopp und Vermeiden von Passivrauchen kann man also sehr wirkungsvoll vorbeugen.

→ Mit welchen zusätzlichen Maßnahmen kann man sich vor der Krankheit schützen?

- → Schutz vor Reiz- und Schadstoffen in der Luft bzw. am Arbeitsplatz
- → Schutz vor Feinstaub
- → Stärkung der allgemeinen Abwehrkräfte und der Kondition durch regelmäßige Bewegung und gesunde Ernährung
- → Schutz vor Atemwegsinfektionen und Lungenentzündung durch Grippeimpfung und Pneumokokken-Impfung

→ Zahlt sich ein Rauchstopp noch aus, wenn man seit Jahrzehnten raucht?

Rauchstopp zahlt sich nicht nur als Vorbeugung, sondern in jedem Stadium der Krankheit aus! Der Verlauf der Erkrankung wird positiv beeinflusst, eine Verschlechterung verzögert. Hingegen beschleunigt jede Zigarette, die Sie als COPD-Patient rauchen, zusätzlich das Fortschreiten der Krankheit.

→ Kann man durch körperliche Schonung Kurzatmigkeit vermeiden?

Keineswegs! Wer sich zu sehr schont und auf übliche Aktivitäten verzichtet, verliert an Muskelkraft und Kondition. Der gesamte körperliche Zustand verschlechtert sich, die Lebensqualität leidet darunter. Hingegen kann regelmäßige körperliche Bewegung die Leistungskraft erhalten, das Wohlbefinden steigern und sogar die Beschwerden einer COPD lindern.

Symptome

KAPITEL 3

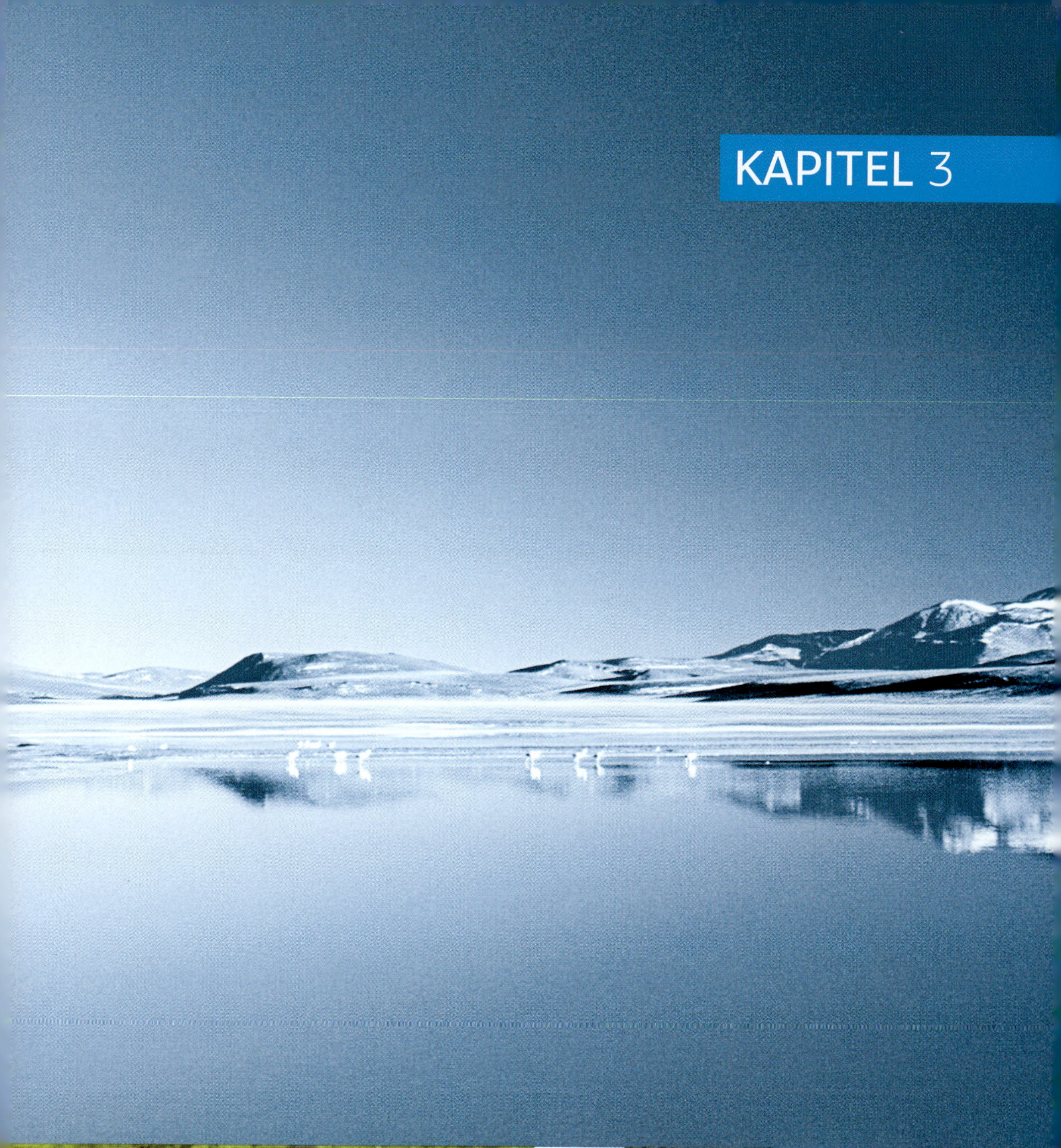

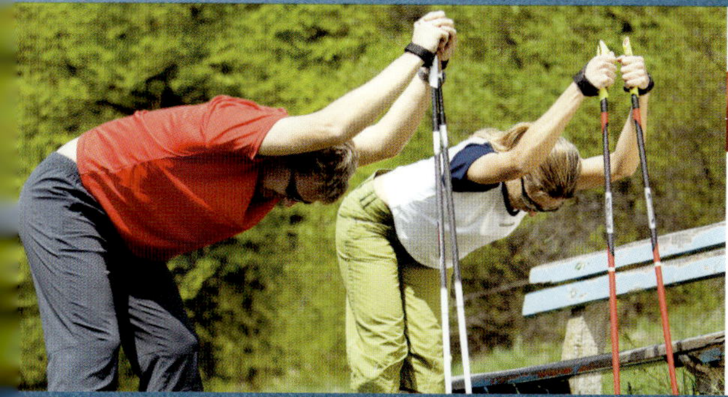

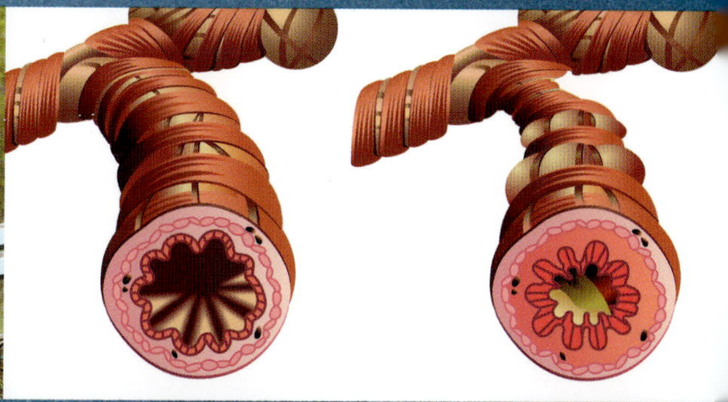

Nur ein lästiger Raucherhusten?

Seit einiger Zeit denkt Werner immer öfter an die Warnung seines Freundes Martin. Sollte er tatsächlich krank sein? Zu der nachlassenden Fitness ist in den vergangenen Monaten dieser unangenehme Husten gekommen. Immer in der Früh und meistens auch mit Auswurf. Das fällt jetzt sogar seiner Frau Ingrid Besorgnis erregend auf. „Bitte, geh doch endlich zum Arzt! Und vor allem: Hör mit dem Rauchen auf!", predigt sie jeden Morgen. Werner macht sich zwar selbst ein wenig Sorgen. Andererseits, so ein Raucherhusten ist doch ganz normal und harmlos. Oder etwa nicht? „Wer raucht, hustet eben. Was ist da schon dabei?", versucht er Ingrid (und sich selbst) zu beruhigen …

COPD ist mehr als ein harmloser Husten

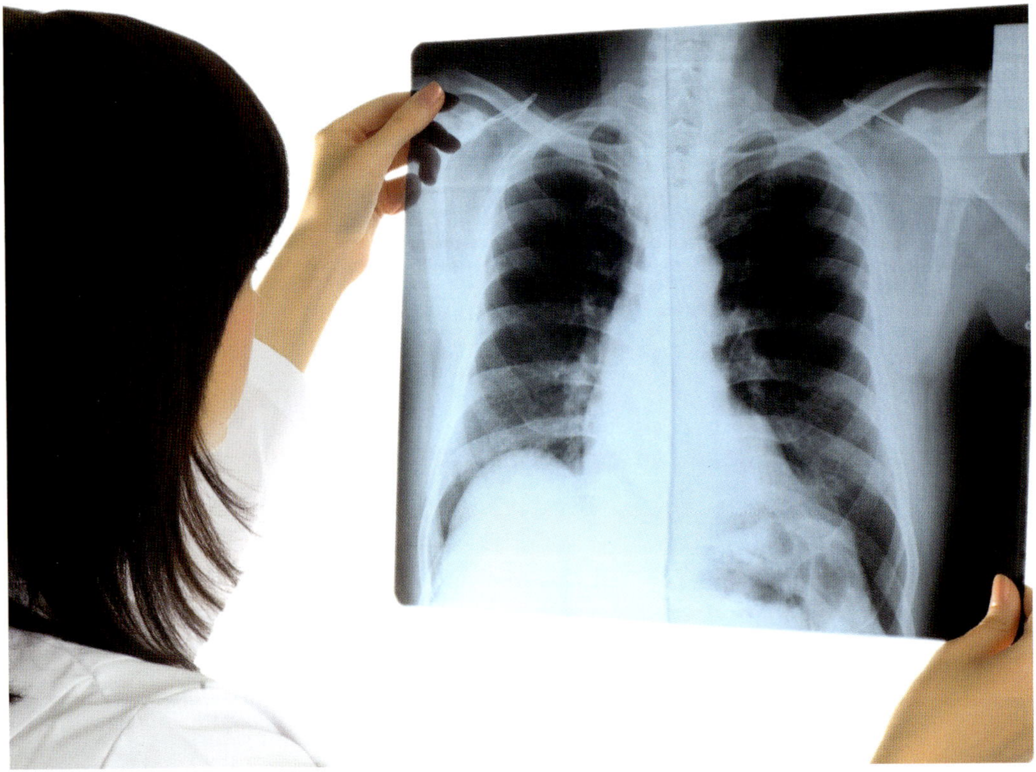

Raucherhusten gefährdet Ihre Lunge

Denken Sie auch so wie Werner? Sind auch Sie der Meinung: „Wer raucht, der hustet eben. Was ist da schon dabei?" – Hier irren Sie sich gewaltig! Raucherhusten ist keine harmlose Begleiterscheinung jahrelangen Zigarettenkonsums, sondern oft das erste Anzeichen einer chronischen Verengung der Atemwege mit fortschreitender Lungenzerstörung (COPD).

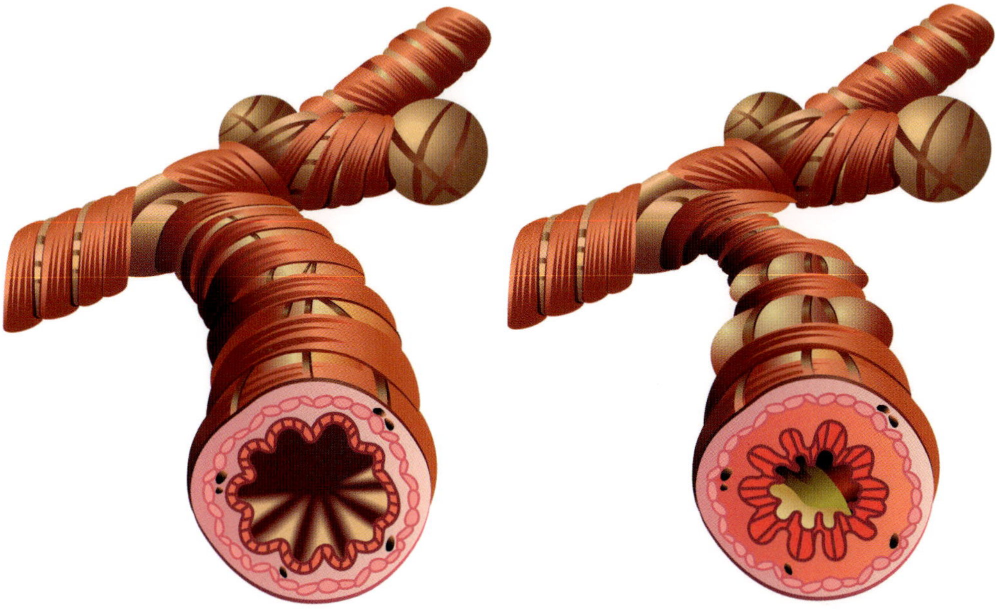

Atemnot entsteht durch verengte Bronchien

COPD kommt schleichend

COPD schlägt nicht „mit voller Wucht" zu, sie entwickelt sich schleichend. Viele Patienten leiden bereits seit mehreren Jahren an morgendlichem Husten mit Auswurf, nehmen diese Alarmzeichen aber nicht ernst oder verdrängen sie. So können Entzündungsprozesse ungehindert die Lungenstruktur angreifen. Die Lunge verfügt über große Reserven und erst wenn diese aufgebraucht sind, macht sich die COPD durch Atemnot bemerkbar. Wird die Luft knapp, sind bereits viele wichtige Funktionen der Lunge unwiederbringlich zerstört!
Die einzige Möglichkeit, der COPD bereits in der Entstehungsphase auf die Spur zu kommen, ist ein schmerzloser, unkomplizierter Lungenfunktionstest beim Arzt *(siehe Seite 81)*. Mithilfe des Tests wird gemessen, wie viele Liter Luft Ihre Lunge ein- und ausatmen kann, und auch, wie schnell dies möglich ist. Denn bei verengten Bronchien geht das wesentlich langsamer.

Vorsicht, COPD-Alarm!

Folgende Beschwerden sollten Sie – vor allem als Raucher – nicht als Bagatelle abtun, sondern möglichst rasch bei Ihrem Hausarzt oder Lungenfacharzt abklären lassen:

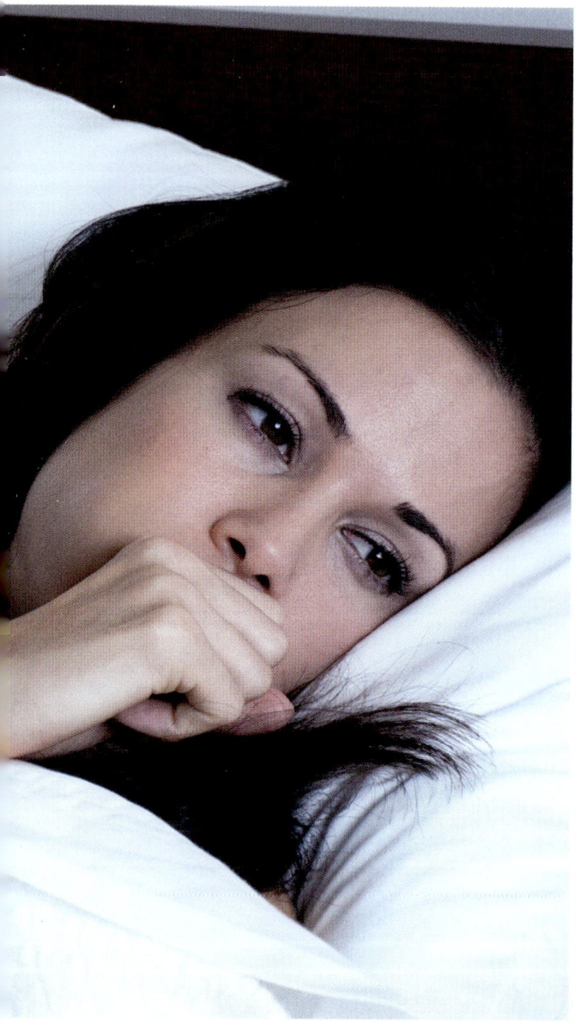

Morgendlicher Husten mit Auswurf, der über Monate andauert, bedeutet Alarm

1. Auswurf

Ihr Husten ist von weißlich-gelblichem Auswurf begleitet. Wie es zu diesem Auswurf kommt? Die Lunge reagiert auf die Flut von Schadstoffen (überwiegend aus Zigarettenrauch) mit verstärkter Schleimbildung, um die Schadstoffe abzufangen und durch Aushusten wieder loszuwerden. Im Schleim siedeln sich auch leicht Bakterien an, die sich in diesem Milieu gut vermehren können. Häufige Infekte sind die Folge.

2. Husten

Sie husten vor allem morgens stark und Ihr Husten ist sehr oft mit heftigem Auswurf verbunden. In der kälteren Jahreszeit ist der Husten oft schlimmer als im Frühling oder Sommer. Mit fortschreitender Erkrankung tritt der Husten übrigens nicht nur morgens, sondern den ganzen Tag über bzw. während des gesamten Jahres auf.

Dauert Ihr Husten länger als zwei Monate an, sollte er vom Arzt abgeklärt werden. Geschieht das nicht, kann eine ernste Lungenerkrankung unerkannt bleiben und eine Symptomausweitung bis zur schweren Atemnot die Folge sein.

3. Atemnot

Wenn Sie bei Belastung keine Luft bekommen oder wenn Sie Tätigkeiten, die Sie früher ohne Luftnot erledigen konnten, nun außer Atem bringen, dann könnten die Bronchien verdickt und viele Lungenbläschen bereits zerstört sein. Die Atemluft kann zwar eingeatmet, aber nur langsam oder unvollständig wieder ausgeatmet werden. Das verursacht Atemnot, anfangs vor allem bei körperlicher Belastung (Stiegen steigen, bergauf gehen, ...), später auch bereits in Ruhe (z.B. beim Sitzen). Manche Menschen, die an COPD leiden, haben das Gefühl, ständig nach Luft schnappen zu müssen. „Es ist so, als würde ich durch einen Strohhalm atmen und dadurch zu wenig Luft bekommen", beschreibt ein Betroffener die Enge im Brustraum.

COPD-Patienten haben das Gefühl, ständig nach Luft schnappen zu müssen.

Wenn bei COPD-Patienten im Zuge einer Verkühlung die Atemnot zunimmt, kommt es häufig zu einer gefährlichen Verwechslung: Man glaubt dann, dies sei lediglich ein vorübergehendes Symptom der Erkältung. In Wahrheit löst die Erkältung meist auch eine Verschlechterung der COPD aus und die Atemnot kann ein Hinweis auf einen akuten Krankheitsschub (Exazerbation) sein! Hier ist sofort ein Arzt oder ein Krankenhaus aufzusuchen. Näheres über Exazerbationen lesen Sie auf *Seite 66*.

4. Schwere Atemwegsinfekte

Sie leiden häufig an Infekten der Atemwege, Ihre körperliche Belastbarkeit lässt nach und Sie sind kurzatmig. Aufgrund der Veränderung in den Atemwegen besteht für die Lunge ein höheres Risiko für Infektionen mit Bakterien oder Viren. Diese Atemwegserkrankungen können länger andauern und schwer wiegender sein als bei ansonsten gesunden Menschen.

Symptome in den Stadien 1–4

Jedes Stadium der COPD-Erkrankung hat ganz charakteristische Anzeichen. Hier ein grober Überblick, mit dem Sie im Falle einer Erkrankung das Stadium einschätzen können, in dem Sie sich befinden:

→ **Risikogruppe:**
Es kommt manchmal, aber nicht immer zu Husten und weißlichem, glasigem Auswurf. In der Folge tritt der Husten häufiger nach dem morgendlichen Aufwachen auf (Entwicklung zur einfachen chronischen Bronchitis), die Atmung funktioniert noch normal. Besonders gefährdet sind Personen, die familiär vorbelastet sind (ein direkter Verwandter hat COPD) und sich bestimmten Risikofaktoren aussetzen. Zu diesen Risikofaktoren zählen das Inhalieren von Rauch (aktives oder passives Rauchen!), aber auch regelmäßige Schadstoffinhalation am Arbeitsplatz (Landwirtschaft oder Industrie).

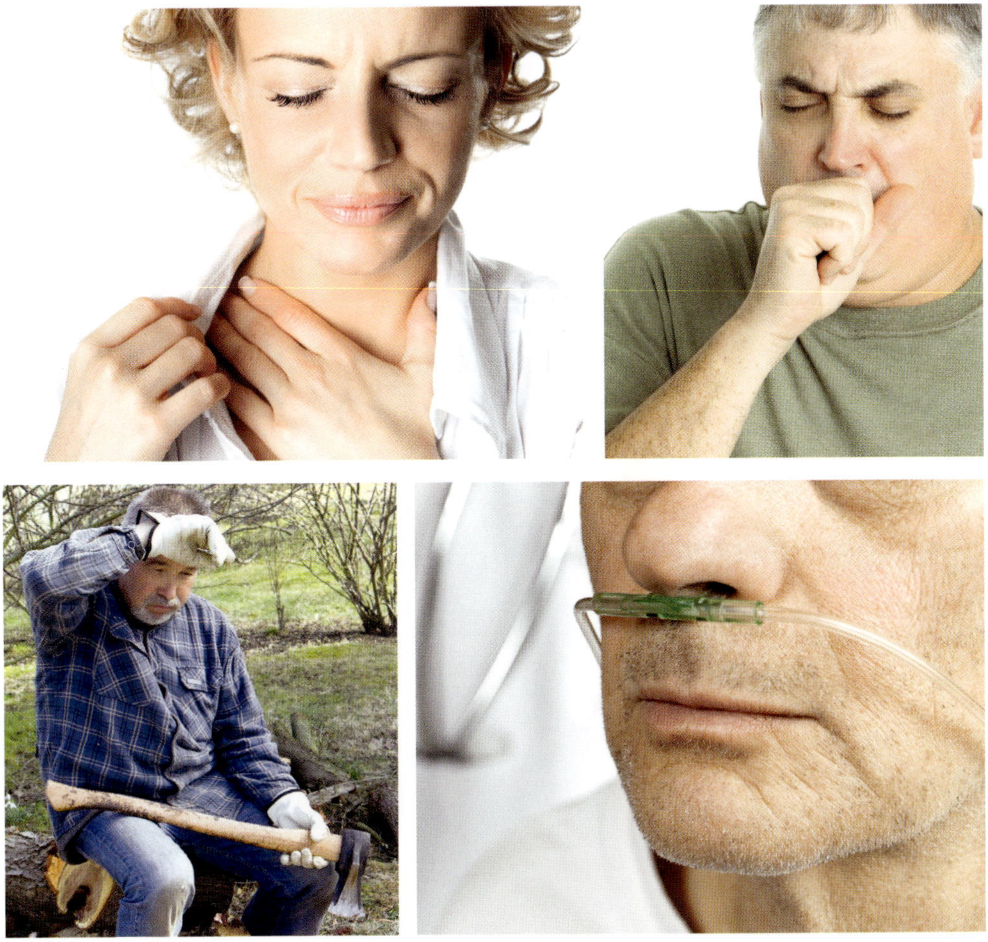

Husten, Atemnot, eingeschränkte Lebensqualität, Unterversorgung mit Sauerstoff: COPD hat viele Gesichter

→ **Stadium 1:** leichtgradige COPD

Symptome: Zusätzlich zum morgendlichen Husten mit Auswurf bemerken Sie, dass das Ein- und Ausatmen manchmal leicht eingeschränkt ist.

→ **Stadium 2:** mittelgradige COPD

Symptome: Die Hustenintensität und -dauer am Morgen wird immer stärker, Sie produzieren dabei viel Sekret. Zum Husten gesellt sich Kurzatmigkeit, wenn Sie schnell gehen oder sich sonst körperlich anstrengen. In diesem Stadium können Sie bereits eine herabgesetzte Leistungsfähigkeit bemerken.

→ **Stadium 3:** schwere COPD

Symptome: Die Atmung und die Belastbarkeit sind stark beeinträchtigt, es kommt bereits bei geringer Belastung oder sogar in Ruhe zu Atemnot. Häufige akute Verschlechterungen durch Infekte *(siehe Seite 66)* führen zu einer Abwärtsspirale der Lebensqualität. Auch ohne Exazerbationen verschlechtert sich die Krankheit durch einen Krankheitskreislauf: Die Lungenerkrankung führt zu einer schlechten Sauerstoffversorgung des Körpers. Dies bedingt einen Leistungsabfall des Herzens, des Kreislaufs und der Muskulatur. Aus Angst vor Atemnot machen Betroffene immer weniger Bewegung, strengen sich körperlich möglichst wenig an, werden also zunehmend passiver. Dadurch werden aber auch die Leistungsreserven des Körpers immer knapper – ein fataler Kreislauf, der in Invalidität endet. Der Verzicht auf gewohnte Aktivitäten, insbesondere mit Freunden und Verwandten, kann zur Vereinsamung und zum Verlust der Lebensfreude führen.

Aus Angst vor Atemnot machen Betroffene immer weniger Bewegung, was die Leistungsfähigkeit weiter reduziert.

Bewegung ist in jedem Stadium der COPD wichtig, weil sie Muskulatur und Atmung positiv beeinflusst

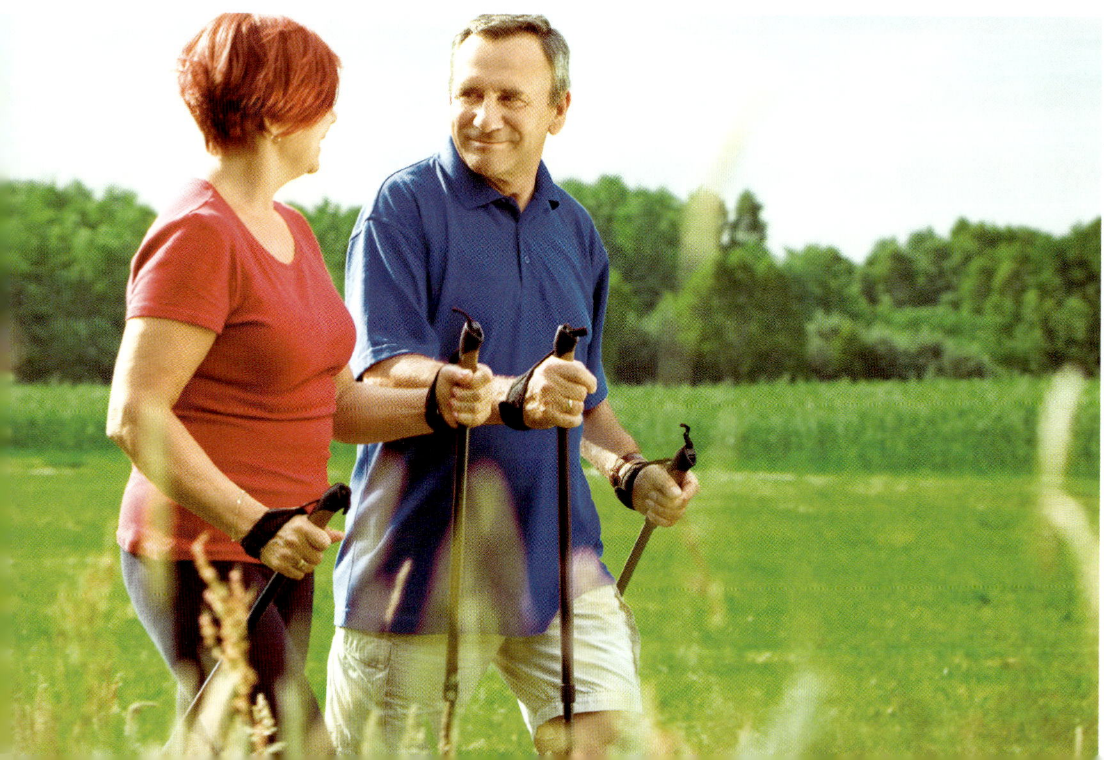

Ohne entsprechende Behandlung münden die genannten Beschwerden in einen „Teufelskreis“:

→ *Aufgrund der Atemnot kommt es zu einer eingeschränkten Belastbarkeit, selbst kurze Gehstrecken können sehr anstrengend werden.*
→ *Die Folge: Patienten meiden körperliche Aktivitäten und schonen sich.*
→ *Die Schonung führt zum Abbau von Muskulatur und schwächt das Herz-Kreislauf-System.*
→ *Die körperliche Leistungsfähigkeit wird noch weiter eingeschränkt, immer kürzere Gehstrecken werden immer anstrengender ...*

Schon im Stadium 1 wäre es wichtig, das Fortschreiten der Erkrankung mithilfe von Lebensstilveränderung, in erster Linie Rauchstopp, aufzuhalten bzw. zu verzögern.

→ **Stadium 4:** sehr schwere COPD

Symptome: Ständige schwere Atemprobleme, häufig bereits anhaltender Sauerstoffmangel. Die Betroffenen sind jetzt meist deutlich invalid und auf technische Hilfsmittel wie Sauerstoff- oder Beatmungsgeräte, Rollstuhl oder Hilfsdienste angewiesen. Körperliche Aktivitäten sind nur mehr in geringerem Ausmaß möglich. Plötzlich auftretende Verschlechterungen können lebensbedrohlich sein.

Exazerbationen

Was versteht man darunter?

Dieses Wort taucht im Zusammenhang mit der COPD-Erkrankung immer wieder auf. Meist verstehen nur Mediziner, was damit gemeint ist. Allerdings ist es auch für betroffene Patienten wichtig, darüber Bescheid zu wissen.

Bleibt eine COPD unbehandelt, verschlechtert sie sich rascher. Eine akute Verschlimmerung der täglichen Beschwerden, die länger als ein bis zwei Tage anhält, wird als Exazerbation (lat.: Aufflackern) bezeichnet. Eine solche Verschlechterung wird daher nicht vom Arzt, sondern ausschließlich vom Patienten beurteilt! Studien zeigen, dass Patienten ihre Beschwerden mit wissenschaftlicher Genauigkeit einschätzen können – das Problem liegt nur im Wissen um die Wichtigkeit dieser Beobachtung!

Exazerbationen sind in jedem Stadium der Erkrankung gefährlich, da sie das Sterblichkeitsrisiko erhöhen und den Krankheitsverlauf verschlimmern. Daher müssen Exazerbationen mit dem Arzt besprochen werden und das Behandlungskonzept muss in jedem Fall auf die Vermeidung solcher Verschlechterungen ausgerichtet sein.

Besonders in der kalten Jahreszeit kommt es häufig zu einer Verschlechterung der Beschwerden

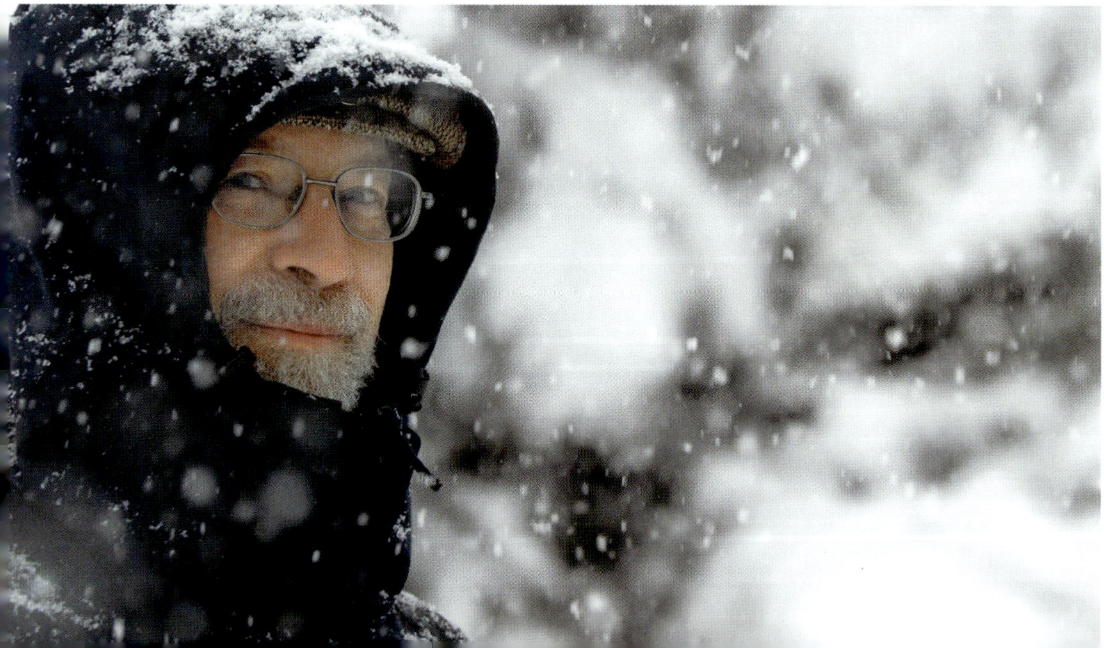

Eine Exazerbation erkennen Sie an folgenden Anzeichen:

→ mehr Atemnot als sonst
→ mehr Husten als gewöhnlich
→ Enge im Brustraum
→ Zunahme der Auswurfmenge (abgehusteter Schleim) oder
→ der Schleim lässt sich nur schwer abhusten
→ Blutspuren im Auswurf
→ die Farbe des abgehusteten Schleims verändert sich (von durchsichtig zu grünlich-gelb)
→ allgemeine Krankheitszeichen wie Müdigkeit, Abgeschlagenheit und/oder selten auch Fieber
→ die Verschlechterung der Symptome hält länger als 2 Tage an und unterscheidet sich daher von Tagesschwankungen

Die häufigsten Auslöser

Exazerbationen treten bevorzugt im Winter auf, sie können durch folgende Faktoren verursacht werden:

→ virale Erkältungen oder andere Infekte der Atemwege
→ extreme Wetterlagen wie Hitze, Kälte oder hohe Luftfeuchtigkeit
→ Luftverunreinigung (Smog)
→ Rauch und Staub

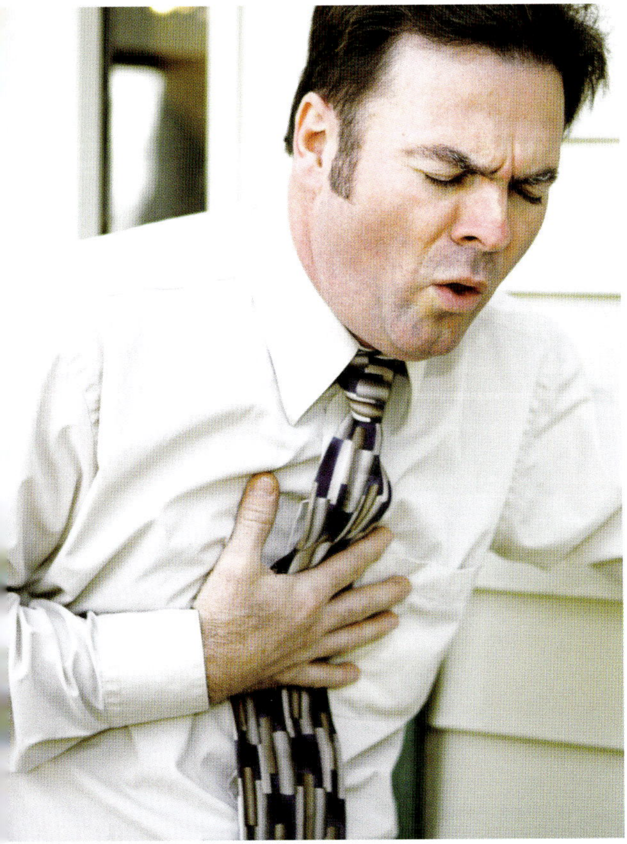

Herzerkrankungen können ähnliche Beschwerden hervorrufen wie eine Exazerbation. Unbedingt abklären lassen!

Hinter einer Verschlechterung kann auch eine andere Krankheit versteckt sein.

Mehr als drei Viertel der COPD-Patienten sind von Exazerbationen betroffen. Die Häufigkeit nimmt zwar mit dem Schweregrad der Erkrankung (mittelgradige und schwere COPD) zu, allerdings können Exazerbationen auch schon in frühen Krankheitsphasen (Stadium 2) auftreten.

Da hinter den Beschwerden, wie sie bei Exazerbationen auftreten, auch andere wichtige Erkrankungen versteckt sein können (z.B. Herzerkrankungen oder Medikamentenwirkungen, die die Atmung ungünstig beeinflussen, bis hin zu Lungenkrebs), ist es besonders wichtig, diese Symptomveränderungen vom Arzt abklären zu lassen.

Schweregrade der Exazerbationen

Die Krankheitsschübe sind nicht immer gleich stark. Man unterscheidet verschiedene Schweregrade:

→ *Leichtgradige Exazerbationen:* leichte körperliche Beeinträchtigung, die tägliche Aktivität ist mäßig verschlechtert; die Behandlung kann ambulant erfolgen.

→ *Mittelgradige Exazerbationen:* stärkere Verschlechterung des Befindens mit starker Atemnot und/oder Husten sowie deutliche Einschrankung der täglichen Aktivitäten; eine Behandlung im Krankenhaus kann erforderlich sein.

→ *Schwergradige Exazerbationen* sind gekennzeichnet durch:
  → schwere Kurzatmigkeit
  → Steigerung der Herzfrequenz
  → evtl. unregelmäßiger Herzschlag, Herzrhythmusstörungen
  → Beschleunigung der Atmung
  → evtl. Bewusstseinstrübung bis zu komatösen Zuständen

  Der Zustand ist bedrohlich und die Behandlung muss im Krankenhaus erfolgen.

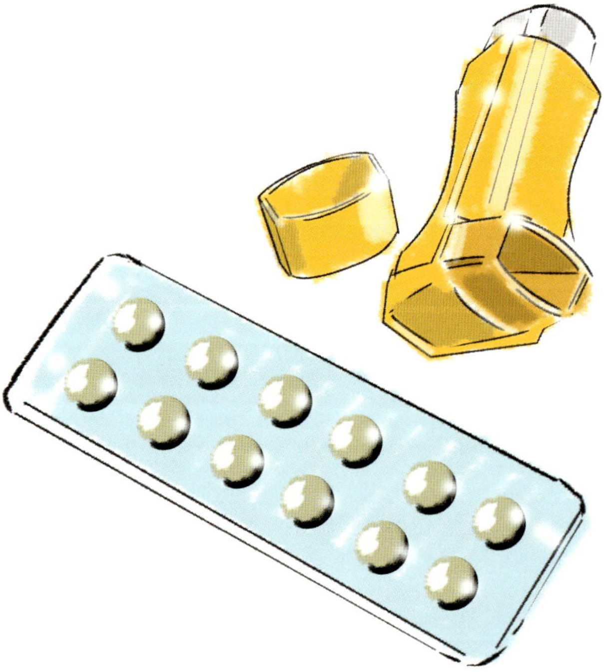

So können Sie eine Exazerbation vermeiden

Impfungen sind für COPD-Patienten besonders wichtig.

Jede akute Verschlechterung ist für einen unwiederbringlichen Verlust an Lungenfunktion verantwortlich und beeinflusst den weiteren Krankheitsverlauf negativ. Daher sollten die „Anfälle" möglichst früh behandelt und ihr Auftreten durch folgende Maßnahmen reduziert werden:

- → Raucher leiden häufiger unter schweren „Verschlechterungen", daher das Rauchen unbedingt aufgeben!
- → Exazerbationen können auch durch nicht-medikamentöse Verfahren wie Rehabilitation und Schulung zum besseren Krankheitsverständnis sowie zur effektiven Medikamenteneinnahme wirksam reduziert werden.

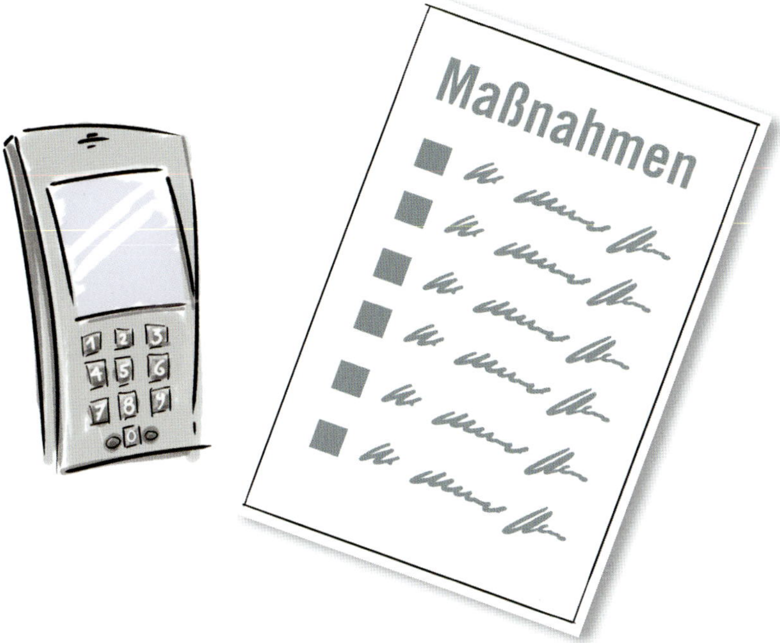

Für den Notfall bereithalten: Medikamente, die Telefonnummer des Arztes und eine Maßnahmenliste

- Ganz wichtig für COPD-Kranke sind Impfungen! Gegen Pneumokokken (Bakterien, die eine Lungenentzündung verursachen können) und Influenza (die „echte“ Grippe) sollten Sie als COPD-Patient unbedingt geschützt sein.
- Die regelmäßige Einnahme der vom Arzt verschriebenen Medikamente ist wichtig.

Ihre Fragen – unsere Antworten

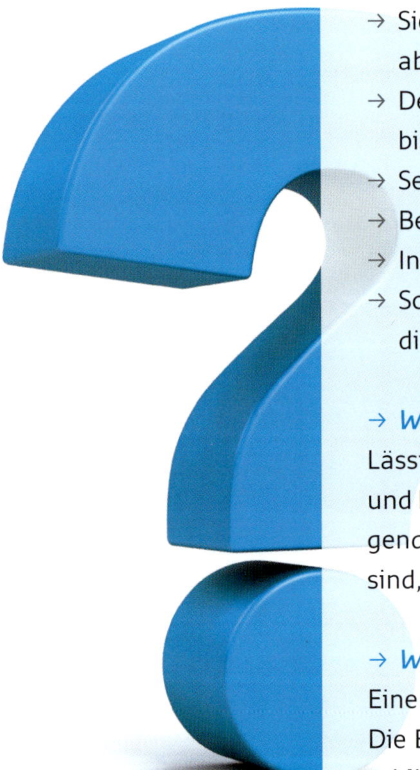

→ *Wie macht sich eine COPD anfangs bemerkbar?*

Zu Beginn durch Symptome einer chronischen Bronchitis, die bereits erste Anzeichen von COPD sind und sich schleichend verschlechtern:

- → Sie müssen husten, vor allem am Morgen, haben aber keine Erkältung.
- → Der Husten produziert einen flüssigen, gelblichen bis bräunlichen Auswurf.
- → Seltener: Sie leiden unter pfeifenden Atemgeräuschen.
- → Bei jeder Erkältung sind die Bronchien mitbetroffen.
- → Infekte dauern sehr lange.
- → Schon bei einfacher Belastung wie Treppen steigen wird die Luft knapp.

→ *Wann sollte ich zum Arzt gehen?*

Lässt Ihre Kondition nach, husten Sie morgens (mit Auswurf!) und haben Sie Atemprobleme, so ist ein Besuch beim Arzt dringend zu empfehlen. Wenn Sie Raucher und älter als 40 Jahre sind, sollten Sie Ihre Lungenfunktion überprüfen lassen.

→ *Warum ist eine frühzeitige Behandlung so wichtig?*

Eine chronische Bronchitis „verschwindet" nicht von allein. Die Bronchitis ist ein Zeichen der COPD und unbehandelt verschlimmert sich die Krankheit. Mit sofortigem Rauchstopp, entsprechenden Medikamenten und Lebensstilmaßnahmen, auf die wir in einem eigenen Kapitel noch zu sprechen kommen *(siehe Seite 133)*, lässt sich die Krankheit jedoch aufhalten.

→ *Was sind Exazerbationen?*

Mit diesem Begriff bezeichnet man akute oder auch schleichende Verschlechterungen der Erkrankung, also Krankheitsschübe. Sie können mitunter lebensbedrohlich sein.

→ *Wodurch werden Krankheitsschübe ausgelöst?*

Vor allem durch Erkältungen oder Infekte der Atemwege, extreme Wetterbedingungen oder Schadstoffe in der Luft.

→ *Wie kann man Exazerbationen verhindern?*

Durch Rauchstopp, regelmäßige Anwendung der verordneten Medikamente und andere Behandlungsmaßnahmen *(siehe Seite 49)* sowie vor allem durch die Pneumokokken- und die Grippeimpfung!

Die Diagnose

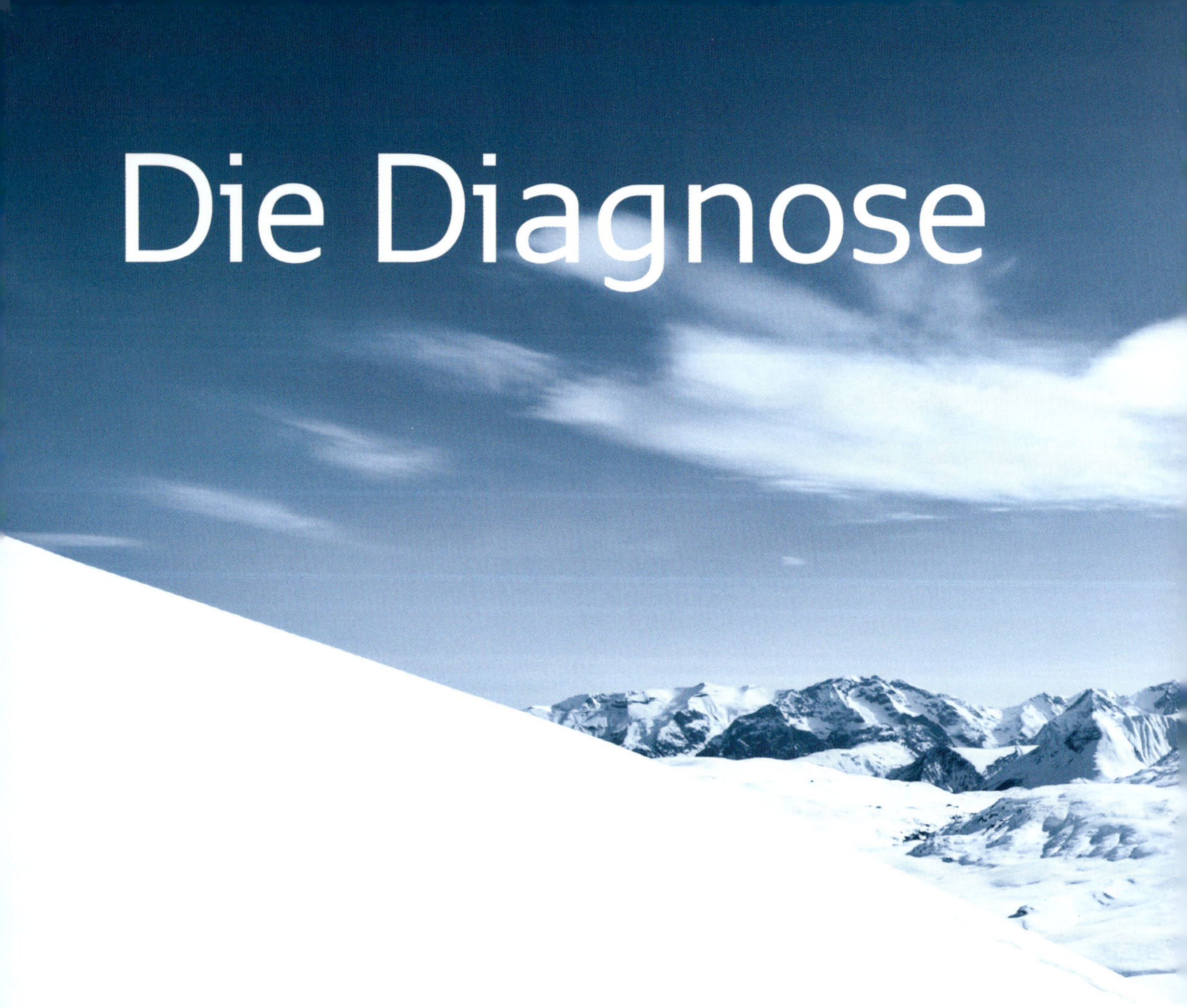

KAPITEL 4

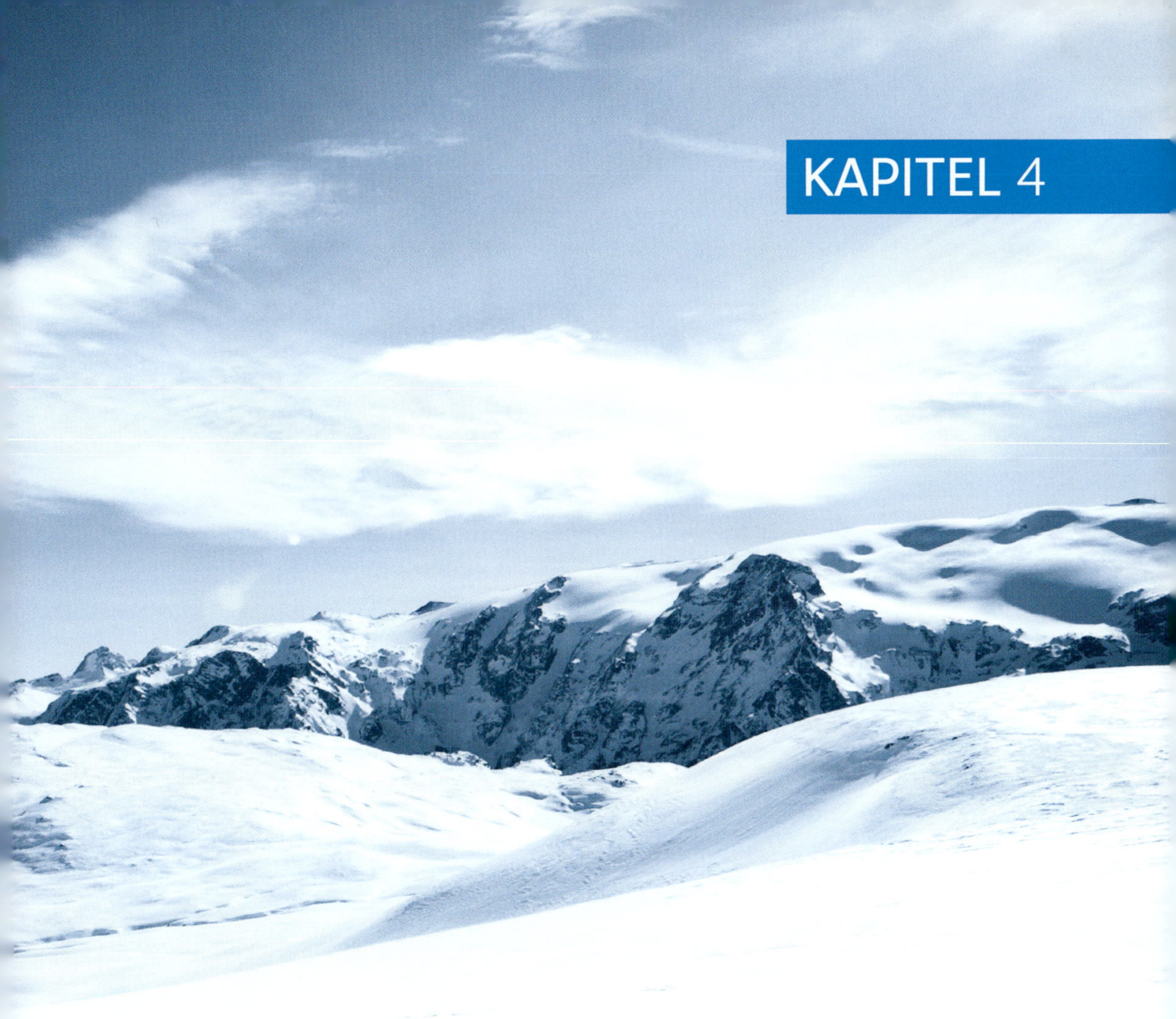

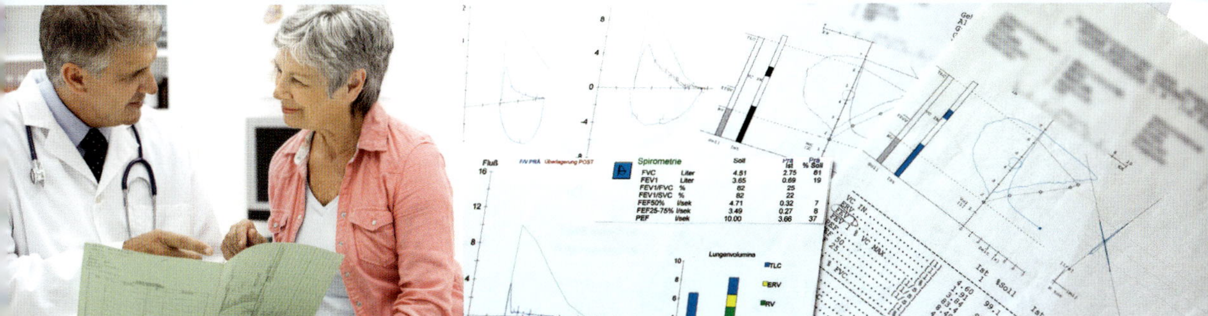

Der Besuch beim Arzt

Es hat Monate gedauert und vieler Überredungskünste von Seiten seiner Frau Ingrid und seines Freundes Martin bedurft, bis sich Werner endlich entschlossen hat, zum Arzt zu gehen. Lange Zeit hatte er immer wieder neue Ausreden für seine Symptome gefunden: eine Erkältung, die angeblich den Husten verursachte, die Frühjahrsmüdigkeit, die schuld sein sollte an seiner nachlassenden Leistungsfähigkeit ... Dass er Angst vor dem Arztbesuch hatte, wollte er nicht zugeben. Was würde ihn dort erwarten? Schmerzhafte Untersuchungen? Diagnose Lungenkrebs? Vielleicht aber hatte er tatsächlich COPD, wie Martin vermutete? Was würde das für sein künftiges Leben bedeuten?
Die Diagnose lautete dann tatsächlich COPD. Das war zunächst wohl ein gewisser Schock. Die Tatsache, an einer chronischen Krankheit zu leiden, musste erst einmal „verdaut" werden. Doch der Arzt beruhigte Werner: „Wenn wir rasch mit der Behandlung anfangen, können wir Ihre Beschwerden deutlich lindern und die Krankheit stabilisieren. Mit einer Kombination aus verschiedenen Maßnahmen lässt sich lange eine gute Lebensqualität erhalten. Vor allem aber sollten Sie sofort mit dem Rauchen aufhören!"

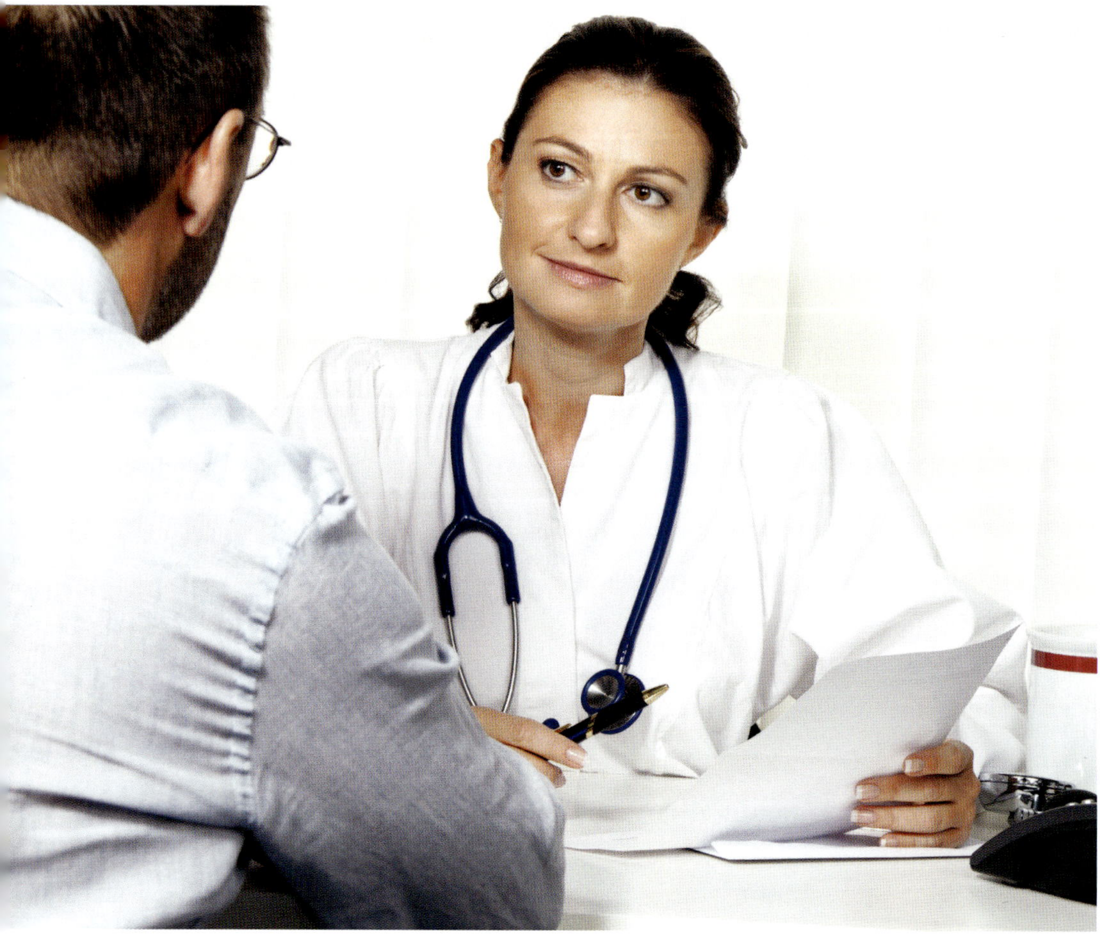

Erster Ansprechpartner sollte der Hausarzt sein.

Gründe für einen Arztbesuch

Wie das eingangs erwähnte Beispiel zeigt, werden die Beschwerden einer COPD meist lange Zeit verharmlost. Finden auch Sie für Husten, Müdigkeit und Auswurf immer wieder Gründe und Ausreden? Doch genau das macht die Krankheit COPD so heimtückisch: Während Sie den Kopf in den Sand stecken, Ihre Beschwerden ignorieren und weiterrauchen, schreitet das Leiden weiter fort. Je früher Sie einen Arzt aufsuchen und mit der Behandlung beginnen, desto besser stehen Ihre Chancen, sich eine gute Lebensqualität zu erhalten.

Gehen Sie auf jeden Fall zum Arzt,
wenn Sie Raucher sind und unter einer der folgenden Beschwerden leiden:

- → Kurzatmigkeit bzw. Atemnot
- → (morgendlicher) Husten mit zähem Schleim
- → Krankheitszeichen wie Müdigkeit, Abgeschlagenheit und/oder Fieber

Erster Ansprechpartner sollte der Hausarzt sein, er kann bereits die ersten Anzeichen einer COPD erkennen. Für weiterführende Untersuchungen zu einer endgültigen Diagnose wird er Sie dann an einen Lungenfacharzt überweisen. Dieser wird neben anderen Untersuchungen vor allem eine Messung der Lungenfunktion (Spirometrie) durchführen, mit deren Hilfe sich die COPD schon sehr früh feststellen lässt. Nach Abschluss der Untersuchungen wird der Facharzt einen Therapieplan erstellen und gemeinsam mit Ihnen den Kampf gegen die Krankheit aufnehmen. Für weiterführende Kontrollen sind sowohl der Lungenfacharzt als auch der Hausarzt zuständig.

Bereiten Sie sich vor!

Für den Arzt ist es wichtig, wenn Sie folgende Fragen möglichst genau beantworten können:

→ Rauchen Sie? Seit wann und wie viel?
→ Wie oft und seit wann husten Sie?
→ Tritt der Husten zu einer bestimmten Jahreszeit vermehrt auf?
→ Husten Sie Schleim ab (Auswurf)? Wie oft kommt dies vor?
→ Wie ist der Auswurf beschaffen? Wie viel Schleim husten Sie ab? Welche Farbe hat der Schleim? Ist er zäh oder flüssig?
→ Fühlen Sie sich müde, abgeschlagen? Eher tagsüber oder nur am Abend?
→ Geht Ihnen beim Treppensteigen oder bei sonstiger körperlicher Belastung „die Luft aus"?
→ Spüren Sie ein Engegefühl in der Brust bzw. auch Atemnot, vor allem in der kalten Jahreszeit?
→ Treten beim Atmen Geräusche wie z.B. ein Pfeifen auf?
→ Fällt es Ihnen schwer, sich zu konzentrieren?
→ Verlieren Sie ungewollt an Gewicht?
→ Atmen Sie an Ihrem Arbeitsplatz oder in Ihrer Wohnung schädliche Stoffe wie Rauch, Staub oder Schimmel ein?
→ Kommt es zu akuten Erkrankungsschüben und wie oft passiert das?
→ Unter welchen Erkrankungen leiden Sie sonst noch (z.B. Herzleiden, Allergien, Asthma, Nasenpolypen)?
→ Gibt es Lungenerkrankungen in Ihrer Familie?
→ Welche Medikamente nehmen Sie ein?

Lungenfunktionsmessung und andere Untersuchungen

Ziel der Untersuchungen ist es, Ihre Atembeschwerden richtig einzuordnen, um festzustellen, ob Sie tatsächlich an COPD oder einer anderen Atemwegserkrankung (z.B. Asthma) leiden. Nach einer ausführlichen Befragung wird der Arzt eine Reihe von körperlichen Untersuchungen durchführen:

→ **Körperliche Untersuchungen:** Er wird z.B. Herz und Lunge mit dem Stethoskop abhören, um eventuelle Atemgeräusche feststellen zu können.

→ **Röntgen:** Bei der Erstuntersuchung bzw. meistens auch bei Verschlechterung der Beschwerden wird eine Röntgenuntersuchung oder eine Durchleuchtung der Lunge durchgeführt. So können andere Erkrankungen von Lunge und Herz ausgeschlossen werden, die ebenfalls mit Husten und Atemnot einhergehen.

Besonders wichtig ist die Messung der Lungenfunktion.

→ **Lungenfunktion:** Dabei wird festgestellt, wie groß das Lungenvolumen ist und ob eine Verengung der Bronchien besteht. Man unterscheidet zwischen einer großen Lungenfunktionsmessung und einer kleinen Lungenfunktionsmessung:
  → Bei der „großen" Lungenfunktionsmessung wird untersucht, wie viel Luft Sie in einer gewissen Zeit einatmen und wieder ausatmen können und wie viel Luft danach im Brustkorb verbleibt. Dazu sitzen Sie in einer geschlossenen Kabine und atmen in ein Mundstück. Diese schmerzlose Untersuchung in der „Box" nennt sich auch Bodyplethysmographie.

- Mithilfe der „kleinen" Lungenfunktionsmessung, auch Spirometrie genannt, kann man eine COPD schon in frühen Stadien erkennen. Bei dieser Untersuchung atmen Sie über ein Mundstück in ein Gerät. Sie bekommen erklärt, ob Sie tiefe Atemzüge machen oder wie oft Sie ein- und ausatmen sollen. Entscheidend für die Messung ist hier die Luftmenge, die Sie ausatmen können.

Was muss ich mir nach den Untersuchungen merken?

Für Sie ist es wichtig, zu wissen,
- in welchem Stadium der Erkrankung Sie sind (z.B. Stadium 1 etc.) und
- wie gut Ihre Lungenfunktion ist. Das bezeichnet der so genannte FEV_1-Wert.

Lassen Sie sich den Befund erklären, fragen Sie Ihren Arzt nach Ihrem Krankheitsstadium und was der Lungenfunktionswert FEV_1 für Sie bedeutet.

Warum ist der FEV_1-Wert wichtig?

Der FEV_1-Wert gibt an, ob und wie weit Ihre Lungenfunktion von den Normalwerten entfernt ist; dies wird in Prozent angegeben. Der Arzt wird dann beispielsweise zu Ihnen sagen: „Ihr Lungenfunktionswert FEV_1 liegt bei 80%, verglichen mit dem Normalwert. Sie haben COPD im Stadium 1."

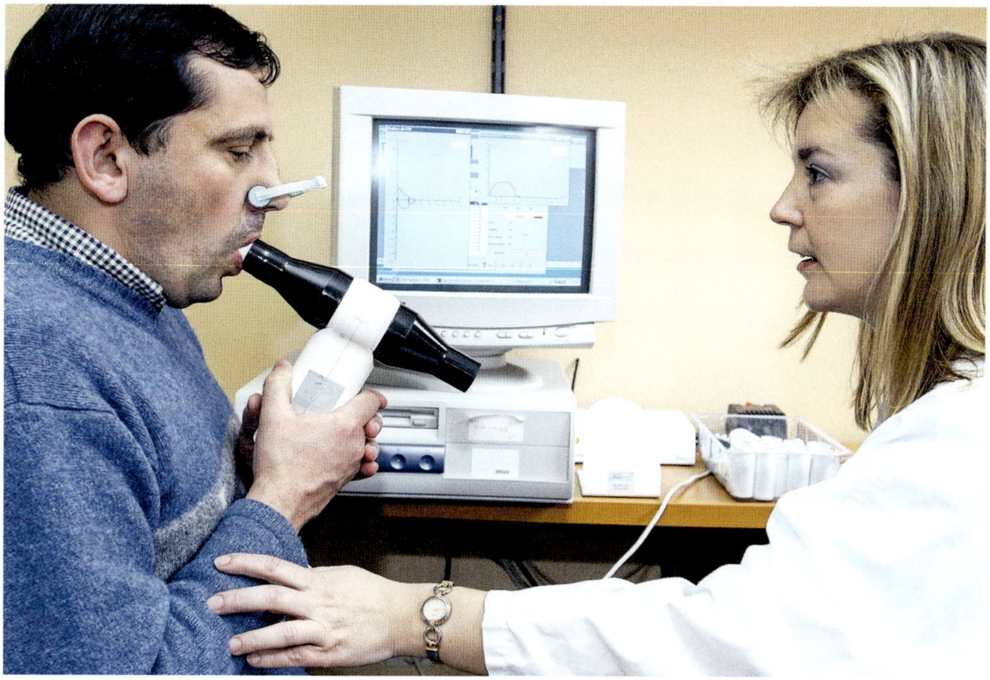

Mithilfe der Lungenfunktionsmessung (Spirometrie) wird festgestellt, wie gut Ihre Lungenfunktion ist

Wie wird der FEV_1-Wert ermittelt?

Bei der Spirometrie werden Sie aufgefordert, so tief wie möglich einzuatmen und dann so schnell und kräftig wie möglich alle Luft auszuatmen. Die Luftmenge, die in der ersten Sekunde ausgeatmet werden kann, entspricht dem FEV_1. Er wird als Prozentsatz des Normal- oder Sollwertes angegeben und kann als wichtigster Lungenfunktionswert für die COPD bezeichnet werden, da er über den Schweregrad der Erkrankung Auskunft gibt.

Es ist wichtig für Sie, zu wissen, in welchem Stadium Ihre Krankheit ist!

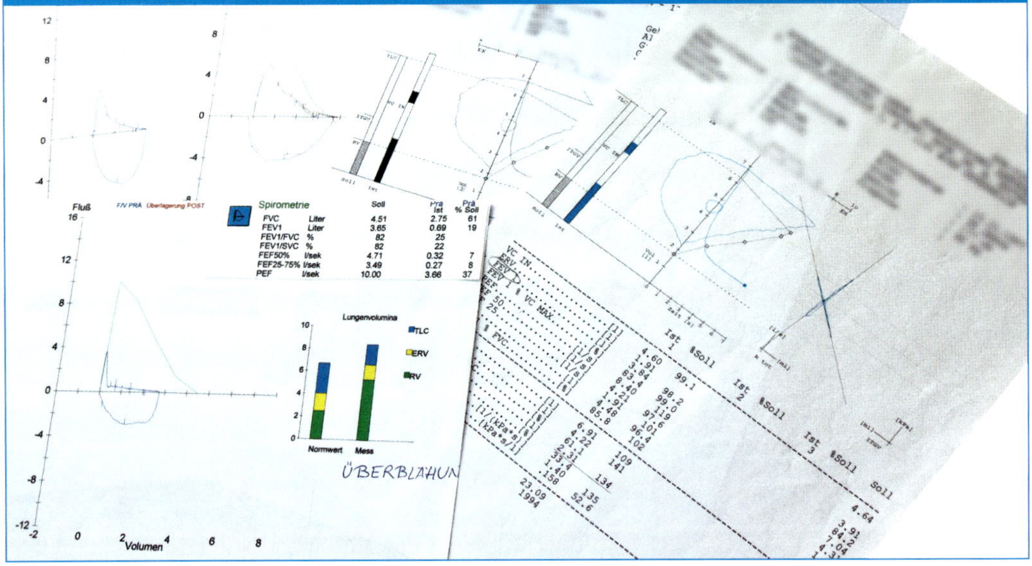

Nehmen Sie Ihren Lungenbefund zu jeder Untersuchung mit

In welchem Stadium befindet sich Ihre Erkrankung?

Anhand der Spirometrie-Ergebnisse (Ermittlung des FEV_1-Wertes) wird die COPD prinzipiell in vier Stadien eingeteilt.
Oft fühlen sich Patienten nicht so krank, wie sie wirklich sind. Erst wenn die Beschwerden sehr stark sind (oft erst im Stadium 3–4), gehen viele zum Arzt. Dann liegen aber oft schon schwere irreversible Schäden oder Sauerstoffmangel vor.

Viele Patienten gehen erst im Stadium 3 zum Arzt, weil die Symptome oft nicht dem Schweregrad der Krankheit entsprechen.

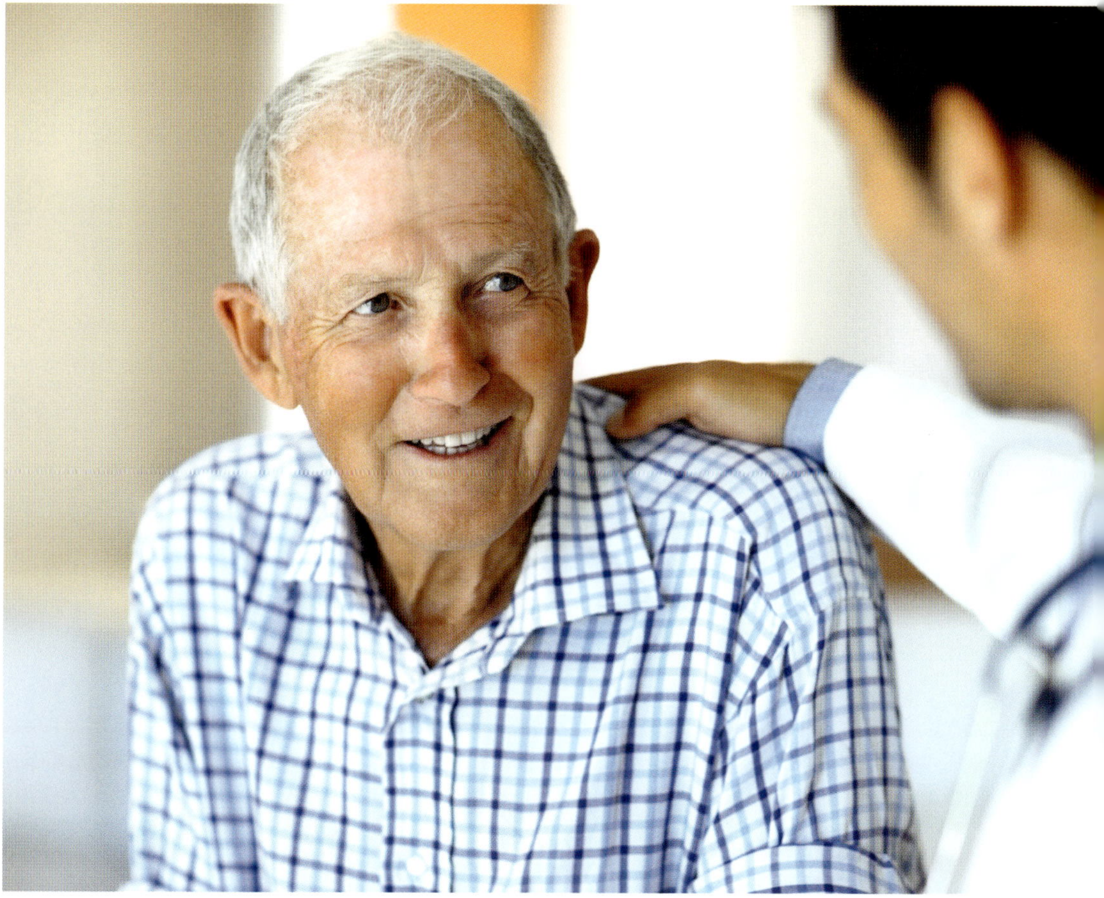

Die Untersuchungen im Detail

Bronchospasmolyse-Test

Die Ergebnisse der Spirometrie werden noch aussagekräftiger, wenn Sie nach der ersten Messung ein Medikament erhalten, das die Bronchien erweitert. Wenn sich durch das Inhalieren dieses Medikaments der FEV_1-Wert nicht deutlich verbessert, handelt es sich mit hoher Wahrscheinlichkeit um COPD und nicht um Asthma.

Messung der CO-Diffusionskapazität

Ein weiterer Test, der für Diagnostik und Verlauf eines Lungenemphysems bei speziellen Fragestellungen gemacht wird, ist die Messung der Kohlenmonoxid-Diffusionskapazität (DLCO). Er wird bei fortgeschrittener COPD (Stadium 3–4) durchgeführt, um Störungen der Sauerstoffaufnahme aufzudecken. Die geringe Menge des eingeatmeten Testgases ist vollkommen unbedenklich.

Blutgasanalyse

Die Blutgasanalyse gibt ebenfalls Aufschluss über die Fähigkeit der Lunge, Sauerstoff aufzunehmen. Sie kann in Ruhe oder unter Belastung (Fahrradergometer, Stiegen steigen) durchgeführt werden. Mit einer speziellen Salbe wird die Durchblutung im Ohrläppchen gesteigert, Sie verspüren bei der Untersuchung lediglich einen kleinen Stich am Ohrläppchen. Der dabei austretende Blutstropfen wird dann in einem Blutgasanalysegerät untersucht, wobei neben dem Sauerstoff auch der Kohlendioxidgehalt des Blutes bestimmt wird. Dieser kann vor allem bei Exazerbationen (anfallsartige Verschlechterungen) und bei fortgeschrittener COPD gefährlich erhöht sein.

Manchmal kann Ihr Arzt auch entscheiden, dass die Blutgasanalyse aus dem Blut der Handgelenksarterie durchgeführt wird. In diesem Fall spüren Sie einen leichten Stich mit einer sehr dünnen Nadel, durch die Blut aus der Pulsarterie angesaugt wird.

Belastungsuntersuchungen

1. *Sechs-Minuten-Gehtest*

   Sie gehen sechs Minuten lang möglichst schnell auf einer ebenen, abgemessenen Strecke, meist im Bereich des Krankenhauses.

   Die zurückgelegte Strecke wird ermittelt und entspricht der derzeitigen Leistungsfähigkeit.

   Sie dürfen die Geschwindigkeit selbst wählen und, wenn nötig, zwischendurch stehen bleiben, sollten aber so schnell und so weit gehen, wie es Ihnen möglich ist.

   Der Sechs-Minuten-Gehtest kann durch parallel durchgeführte Puls-, Blutdruck- und Sauerstoffsättigungsmessungen ergänzt werden. Die Ergebnisse geben auch Einblick in den Verlauf Ihrer COPD.

2. *Ergometrie und Ergospirometrie*

   Diese Untersuchungen werden meist auf einem Fahrradergometer durchgeführt und dienen der Ermittlung Ihrer Leistungsfähigkeit. In zweiminütigen Abständen wird die Belastung durch Steigerung des Fahrradwiderstandes erhöht.

   Bei der Ergospirometrie wird zusätzlich die maximale Sauerstoffaufnahme bestimmt. Sie atmen daher bei dieser Untersuchung durch eine Gesichtsmaske oder ein Mundstück.

   Während der Untersuchung wird ein EKG aufgezeichnet, außerdem werden Blutdruckmessungen und im Falle der Ergospirometrie auch Blutgasanalysen aus dem Ohrläppchen durchgeführt.

Nach der Diagnose brauchen Sie erst einmal einen individuellen „Fahrplan".

Die Diagnose: Sie haben COPD!

Wenn Ihr Arzt Ihnen mitteilt, dass Sie COPD haben, taucht verständlicherweise sofort die Frage auf, wie es jetzt weitergehen soll. Das Erste, das Sie brauchen, ist ein individueller „Fahrplan". Notieren Sie sich folgende Fragen und klären Sie diese am besten mit Ihrem Arzt:

→ In welchem Stadium bin ich und was genau bedeutet das?
→ Welche Medikamente soll ich nehmen?
→ Was muss ich in meinem Leben ändern? (Die Details dazu – wie Rauchstopp, Bewegung, Atemtraining etc. – werden in den folgenden Kapiteln ausführlich beschrieben.)

Der Arzt wird zum Partner

Ihr Arzt ist für Sie ab sofort der wichtigste Ansprechpartner in allem, was Ihre Krankheit betrifft. Es ist daher von besonderer Bedeutung, dass Sie einen Arzt finden, bei dem Sie sich gut aufgehoben fühlen und dem Sie vertrauen – er wird Sie schließlich über Jahre begleiten! Da COPD eine chronische Erkrankung ist, die fortschreiten kann, muss die Behandlung nämlich stets dem Krankheitsverlauf angepasst werden, um die

Lebensqualität zu erhalten. Medikamente müssen neu dosiert werden, eventuell kommen andere Medikamente hinzu. Daher sind Kontrolluntersuchungen in regelmäßigen Abständen unbedingt notwendig. Nur so kann Ihr Arzt eine Verschlechterung Ihrer Lungenfunktion erkennen und auch behandeln. Die Häufigkeit der Untersuchungen richtet sich nach Ihren Symptomen. Bei weit gehender Beschwerdefreiheit reicht ein Untersuchungstermin ein- bis zweimal im Jahr bei Ihrem Hausarzt oder Lungenfacharzt aus. Bei Verschlechterung des Befindens (Zunahme von Husten, Auswurf und/oder Atemnot) sollten Sie Ihren Arzt sofort aufsuchen.

Die Kontrollbesuche in der Ordination dienen dazu, ...

- → Ihren Gesundheitszustand zu beobachten und einer möglichen Verschlechterung rasch entgegenzuwirken.
- → Ihnen, falls Sie rauchen, entsprechende Hilfen anzubieten, um damit aufzuhören.
- → Ihnen eine Schutzimpfung gegen Grippeviren und Pneumokokken zu verabreichen.
- → zu kontrollieren, wie gut Sie mit den Medikamenten, insbesondere mit Inhalatoren, zurechtkommen und welche Fragen Sie dazu haben.
- → mit dem Arzt zu besprechen, wie Sie die Medikamente vertragen.
- → weitere aus Ihrer Sicht wichtige Anliegen (wie z.B. Sorgen, Ängste im Zusammenhang mit der Erkrankung etc.) zu besprechen.

Ihre Fragen – unsere Antworten

→ Wann sollte ich zur Abklärung einen Arzt aufsuchen?

Wenn Sie Raucher sind und unter Kurzatmigkeit, Husten und Auswurf leiden.

→ Welcher Arzt ist der richtige?

Ihr erster Ansprechpartner sollte Ihr Hausarzt sein. Bei begründetem Verdacht auf COPD wird er Sie an einen Lungenfacharzt überweisen.

→ Was passiert bei der Untersuchung?

Die wichtigste Untersuchung, um eine COPD zu erkennen bzw. auszuschließen, ist die Messung der Lungenfunktion, auch Spirometrie genannt. Diese Untersuchung ist völlig schmerzlos. Sie müssen nur kräftig in ein Mundstück hineinblasen, das mit einem Gerät (einem so genannten Spirometer) verbunden ist. Das Gerät zeigt anhand einer Grafik an, wie viel Luft Sie ein- und ausatmen. Damit lässt sich der Schweregrad der COPD feststellen.

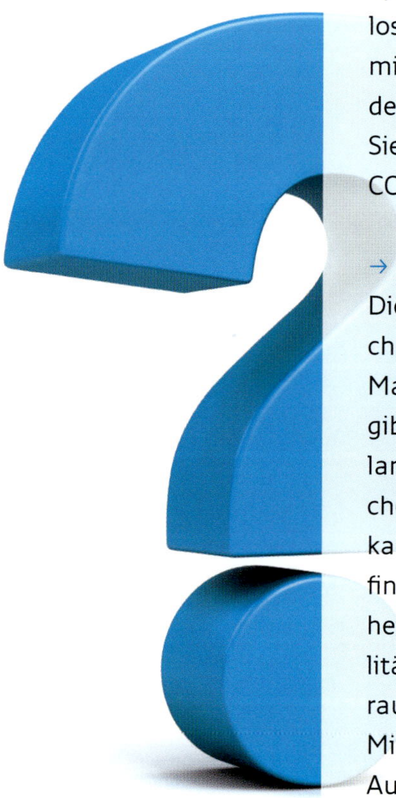

→ Wie gehe ich mit der Diagnose um?

Die meisten Menschen, denen mitgeteilt wird, dass sie an einer chronischen Erkrankung leiden, durchlaufen mehrere Phasen: Manche Patienten sind anfangs geschockt oder verzweifelt. Es gibt auch Patienten, die die Tatsache der Krankheit eine Zeit lang ignorieren, sogar Wut- und Zornphasen sind möglich. Solche Reaktionen sind durchaus verständlich. Wer so empfindet, kann Aufklärung und Unterstützung in einer Selbsthilfegruppe finden. Wichtig ist, sich klarzumachen, dass man die Krankheit erst dann kontrollieren und mit ihr in einer guten Qualität leben kann, wenn man sie akzeptiert. Damit ist die Voraussetzung geschaffen, aktiv gegen das Leiden vorzugehen. Mithilfe einer Kombination aus medikamentöser Behandlung, Ausdauer- und Krafttraining, Atemübungen sowie anderen Maßnahmen ist es möglich, die Beschwerden in den Griff zu bekommen, sich eine gute Lebensqualität zu bewahren und die Krankheit zu stabilisieren.

Die Stadien der COPD-Erkrankung, Symptome und Behandlungsmöglichkeiten im Überblick

STADIEN	Symptome	Messbare Veränderungen in der Lungenfunktion (FEV_1-Wert)	Medikamentöse Behandlung	Nicht-medikamentöse Behandlung
STADIUM 1 (leichtgradige COPD)	→ meistens Husten und Auswurf	→ FEV_1-Wert 80% des Normalwertes oder darüber	→ bei Bedarf kurz wirksame bronchienerweiternde Substanzen zum Inhalieren	→ Rauchstopp → Patientenschulung
STADIUM 2 (mittelgradige COPD)	→ Husten, Auswurf → Kurzatmigkeit bei Belastung	→ FEV_1-Wert zwischen 50% und 80% des Normalwertes	→ als Dauertherapie lang wirksame inhalative bronchienerweiternde Medikamente → bei akuter Atemnot kurz wirksame Bedarfsmedikamente → evtl. zusätzlich inhalatives Kortison	→ Raucherentwöhnung, Patientenschulung, Kraft- und Ausdauertraining
STADIUM 3 (schwere COPD)	→ stärkere Kurzatmigkeit → verminderte Belastbarkeit → häufiger Husten → verstärkter Auswurf → vermehrte Atemnot	→ FEV_1-Wert zwischen 30% und 50% des Normalwertes	→ Dauertherapie: lang wirksame bronchienerweiternde oder alternative Medikamente zum Inhalieren → für akute Atemnot auch kurz wirksame Medikamente → inhalative Kortisonpräparate → evtl. Roflumilast	→ zusätzlich zu den Maßnahmen aus Stadium 2 Ernährungsberatung, Atemmuskeltraining in Kombination mit Atemphysiotherapie
STADIUM 4 (sehr schwere COPD)	→ gravierende Verschlechterung der Kurzatmigkeit und der Belastungsfähigkeit	→ FEV_1-Wert 30% des Normalwertes oder darunter	→ Medikamente wie in Stadium 3 → fallweise Sauerstofftherapie notwendig	→ eventuell nächtliche Maskenbeatmung → evtl. Operation → in Einzelfällen endoskopische Ventilimplantation

Behandlung

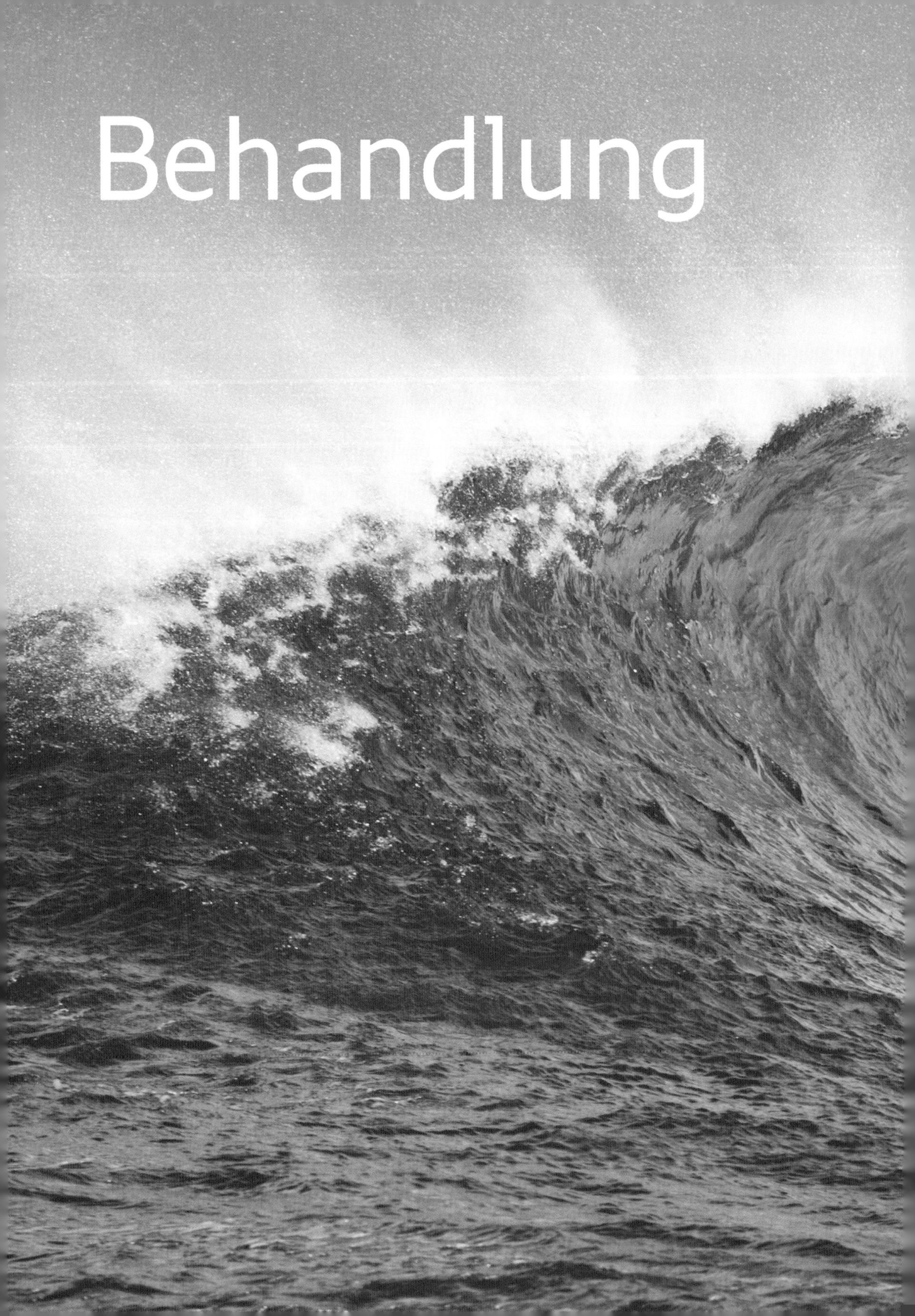

KAPITEL 5

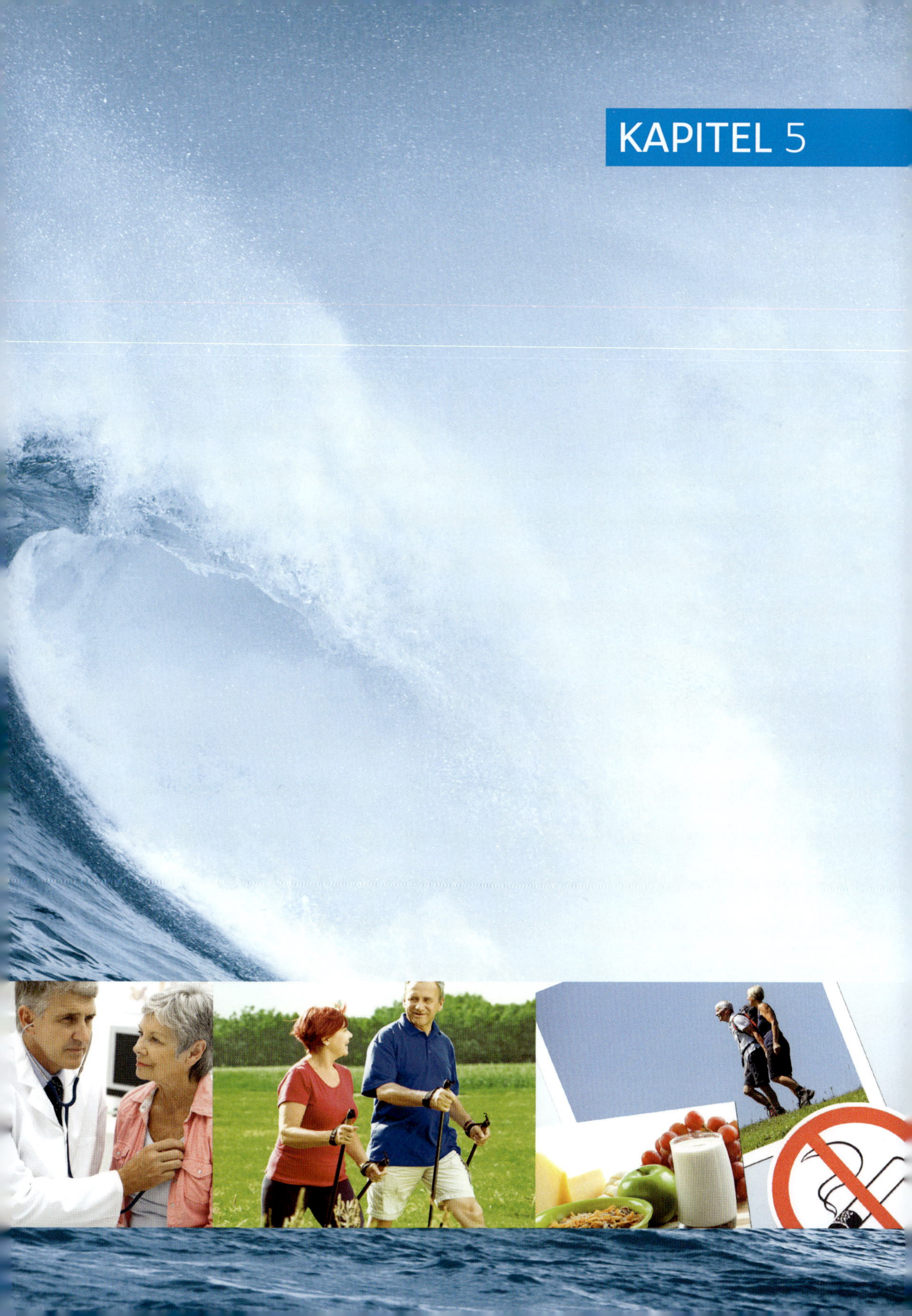

COPD ist gut behandelbar!

Beta-2-Sympathomimetika, Anticholinergika, Exazerbationen – Werner raucht der Kopf von all den neuen Ausdrücken und Informationen, mit denen er beim Lungenfacharzt konfrontiert wurde. Dieser hat ihm zwar alles über COPD und die Behandlung verständlich zu erklären versucht, ihm mehrere Medikamente verschrieben, von Atemtraining und Rehabilitation gesprochen und ihm erklärt, wie er seine Medikamente richtig inhalieren soll. Insgesamt war es allerdings ein wenig viel auf einmal für einen medizinischen Laien. Dummerweise hat Werner nicht daran gedacht, sich während des Gesprächs alles aufzuschreiben. Er muss sich also in den nächsten Tagen die noch offenen Fragen notieren und den Arzt beim nächsten Besuch fragen. Bei der Abholung der Medikamente in der Apotheke fragt man ihn dann ohnehin, ob er sich damit auskennt. Als er verneint, bekommt er hier noch einmal erklärt, wie er seine Medikamente anwenden muss. Sein Freund Martin kennt außerdem die Adresse einer Selbsthilfegruppe, wo er Informationen von anderen Patienten bekommen kann.

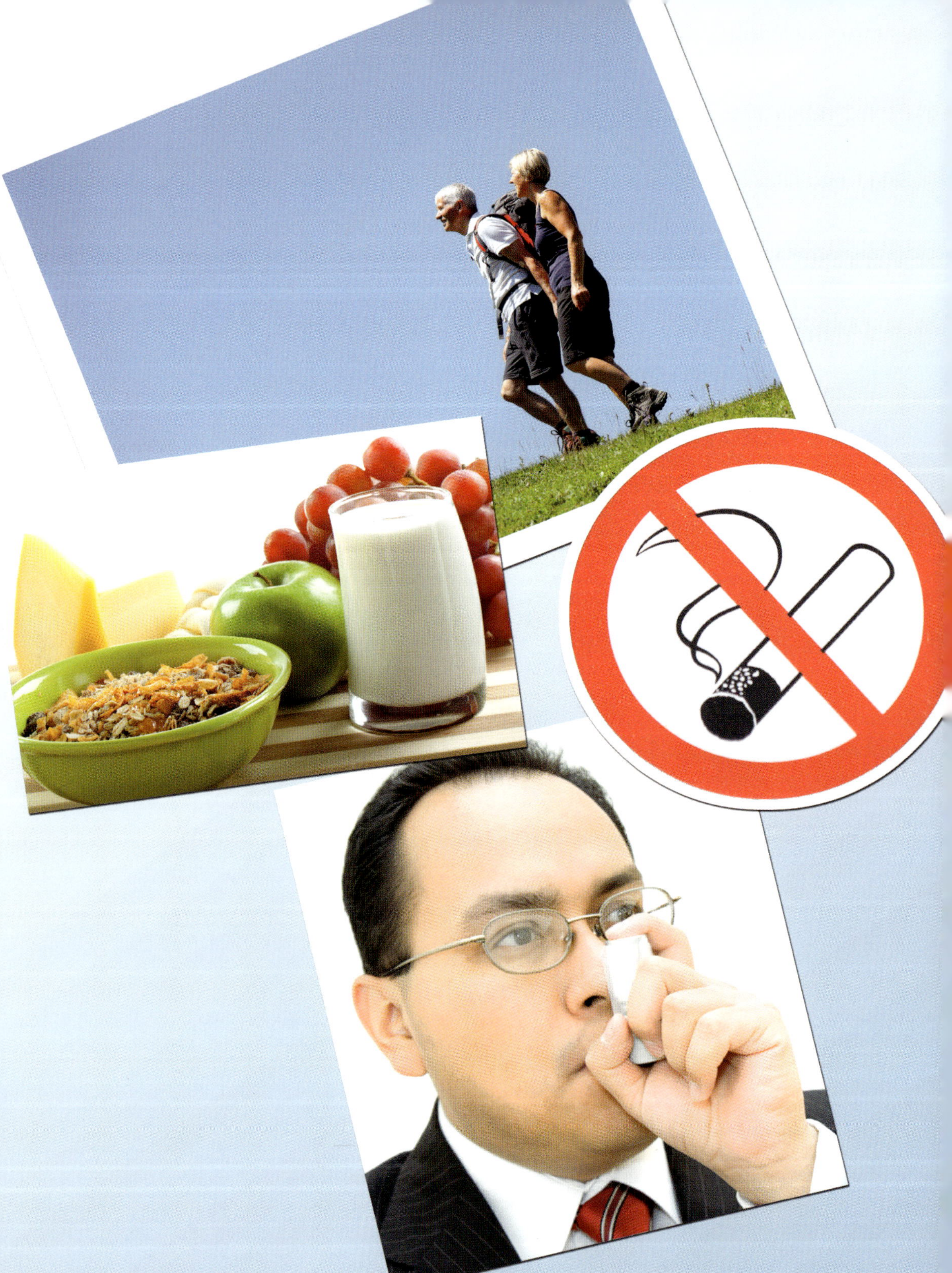

Rauchstopp zählt in jeder Krankheitsphase zu den wichtigsten Maßnahmen.

Viele COPD-Patienten sind anfangs verunsichert und überfordert. Im folgenden Kapitel können Sie sich in Ruhe über all das informieren, was Sie in der Arztordination nicht erfahren oder nicht genau verstanden haben.

Die Behandlungsmöglichkeiten – ein Überblick

Ihr Arzt wird die Behandlung Ihrer COPD auf das Stadium der Erkrankung abstimmen und danach folgende Therapieschritte festlegen:

- Rauchstopp *(siehe Seite 155)*: zählt in jeder Phase der COPD zu den wichtigsten Maßnahmen!
- Vorbeugende Maßnahmen (Influenza-Impfung, Pneumokokken-Impfung)
- Medikamente *(siehe Seite 103)*
- Nicht-medikamentöse Behandlungsverfahren
  - Patientenschulung *(siehe Seite 133)*
  - Atemphysiotherapie bzw. Atemmuskeltraining *(siehe Seite 135)*
  - pneumologische Rehabilitation *(siehe dieses Kapitel)*
  - körperliches Training *(siehe Seite 144)*
  - Ernährungsberatung *(siehe Seite 174)*
- Ist die Erkrankung sehr weit fortgeschritten, kann eine Langzeit-Sauerstofftherapie *(siehe Seite 119)* erforderlich sein.
- Nächtliche Maskenbeatmung *(siehe Seite 103)*
- Operative Behandlungsmaßnahmen *(siehe Seite 124)*
- Endoskopische Ventilimplantation

Wichtig bei allen Maßnahmen ist, dass Sie die vorgeschlagenen Therapieschritte genau befolgen. Das heißt, Sie müssen Ihre Medikamente wie verschrieben über Jahre konsequent anwenden. Lassen Sie sich die Therapien vom Arzt genau erklären und zögern Sie nicht, Fragen zu stellen, wenn etwas unklar ist.
Zusätzlich können Sie sehr viel für sich selbst tun und aktiv ihren Gesundheitszustand verbessern. Nützen Sie diese Möglichkeiten! Durch regelmäßige Bewegung und richtige Ernährung lässt sich die körperliche Leistungsfähigkeit merklich steigern und eine gute Lebensqualität erreichen – und darauf kommt es schließlich an! Wenn Sie Raucher sind, gehen Sie dieses Thema aktiv an und holen Sie sich Hilfe.

Die Behandlung Ihrer COPD sollte vor allem eines bewirken: dass Sie sich wohler fühlen und besser atmen können! Sie können mit der Behandlung, die auf Ihre Bedürfnisse abgestimmt ist, die Bronchien erweitern, die Entzündung in den Bronchien bekämpfen und den Abbau von Lungengewebe verhindern bzw. verlangsamen.

Die Ziele der Behandlung sind:

→ *Ihre Atemnot zu lindern*
→ *das Fortschreiten der Erkrankung zu stoppen oder zumindest zu verlangsamen*
→ *Ihre körperliche Belastungsfähigkeit zu erhöhen*
→ *Ihre Lebensqualität zu verbessern*

Welche Therapie für wen?

Für die Wahl der Therapie sind folgende Faktoren ausschlaggebend:

- Ergebnis des Lungenfunktionstests
- Krankheitsstadium
- persönliche Befindlichkeit

Der Selbsttest

Während das Krankheitsstadium nach den Werten der Lungenfunktionsmessung bestimmt wird, kann die persönliche Befindlichkeit durch einen Selbsttest ermittelt werden. Dieser Test wird auch CAT-Test genannt. Sie finden ihn in diesem Buch auf *Seite 219* bzw. im Internet auf *www.catestonline.de.* Mit dem Selbsttest können Sie u.a. feststellen, wie es Ihnen mit Ihrer Krankheit geht, ob sie stabil ist und wie schnell sie fortschreitet.

Führen Sie den Test regelmäßig durch und notieren Sie sich die Ergebnisse. Ihr Arzt kann aufgrund der Aufzeichnungen erkennen, wie gut die derzeitige Therapie ist oder ob sie angepasst werden muss.

Die Krankheitsstadien

Die Krankheitsstadien, gemessen an den Werten der Lungenfunktion, werden in die Stadien 1 bis 4 eingeteilt. Nimmt man die Gesamtbewertung, also das messbare Stadium und die durch den CAT-Test ermittelte persönliche Befindlichkeit, als Grundlage für eine Einteilung, so unterscheidet man die Gruppen A bis D.

Stadien:

→ ***Stadium 1:*** *leichtgradige COPD mit einem Lungenfunktionswert (FEV_1) über 80% des Normalwertes*
→ ***Stadium 2:*** *mittelgradige COPD; FEV_1-Wert zwischen 50% und 80% des Normalwertes*
→ ***Stadium 3:*** *schwere COPD; FEV_1-Wert zwischen 30% und 50% des Normalwertes*
→ ***Stadium 4:*** *sehr schwere COPD; FEV_1-Wert unter 30% des Normalwertes*

Gesamtbewertung:

→ ***Gruppe A:*** *wenige Symptome, geringes Risiko*
→ ***Gruppe B:*** *ausgeprägte Symptome, niedriges Risiko*
→ ***Gruppe C:*** *wenige Symptome, hohes Risiko*
→ ***Gruppe D:*** *ausgeprägte Symptome, hohes Risiko*

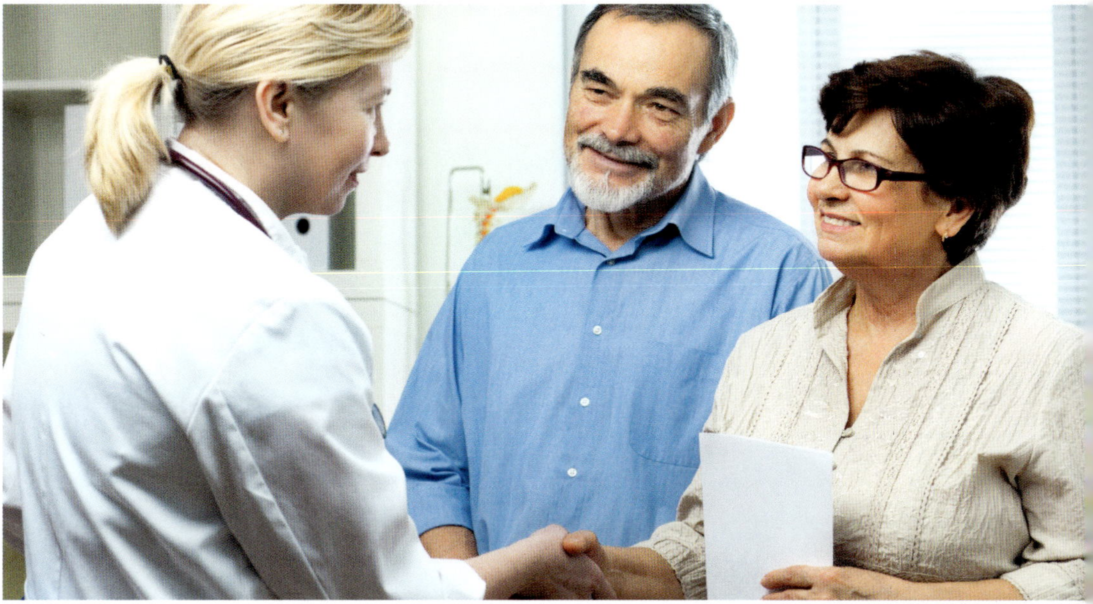

Nehmen Sie an einer Patientenschulung teil! Dort erfahren Sie viel Nützliches, wie Sie mit Ihrer Erkrankung besser umgehen können

Für jedes Stadium die richtige Therapie

→ **Stadium 1**

Medikamentöse Behandlung: Bei Atemnot helfen bei Bedarf kurz wirksame bronchienerweiternde Mittel, die inhaliert werden und bis zu vier Stunden wirken.

Nicht-medikamentöse Behandlung: Mit dem Rauchen aufhören! Sprechen Sie mit Ihrem Arzt auch über den Besuch einer Patientenschulung und welche begleitenden Maßnahmen (z.B. Bewegung, Ernährungsumstellung) Sie in diesem COPD-Stadium noch ergreifen können.

Tipp: Medikamente niemals eigenmächtig absetzen!
Mit der Anwendung der verordneten Medikamente bemerken Sie meist eine Besserung der Beschwerden. Sie dürfen die Medikamente aber trotzdem nicht eigenmächtig absetzen, weil sich sonst Ihr Zustand (anfangs unbemerkt) wieder verschlechtert. Denn die Wirkung hält nur so lange an, wie die Atemwege erweitert werden und die Entzündung in den Bronchien bekämpft wird!

→ **Stadium 2**
Medikamentöse Behandlung: kurz wirksame bronchienerweiternde Medikamente wie in Stadium 1; lang wirksame Medikamente als Dauertherapie
Falls häufige Verschlechterungen (Exazerbationen) auftreten, kann in Stadium 2 zusätzlich inhalatives Kortison gegeben werden.

Nicht-medikamentöse Behandlung: Neben Raucherentwöhnung und einer Patientenschulung werden Kraft- und Ausdauertraining empfohlen.

→ **Stadium 3**
Medikamentöse Behandlung: lang wirksame bronchienerweiternde Medikamente zum Inhalieren als Dauertherapie, für akute Atemnot auch kurz wirksame Mittel; zusätzlich inhalatives Kortison

Nicht-medikamentöse Behandlung: wie in Stadium 2; zusätzlich Ernährungsberatung und Atemmuskeltraining, falls Ihr Arzt dieses empfiehlt

→ **Stadium 4**
Medikamentöse Behandlung: In diesem weit fortgeschrittenen Stadium der COPD brauchen Patienten neben den Maßnahmen von Stadium 3 meist auch eine Sauerstofftherapie. Bei Exazerbationen (Krankheitsschüben) wird Kortison in Tablettenform gegeben.

Nicht-medikamentöse Behandlung: Eine nächtliche Beatmung über eine Maske kann die Atemmuskulatur entlasten und die Atemnot lindern. Manchmal kann das bronchoskopische Einsetzen eines Lungenventils eine Besserung der Atemnot herbeiführen. Sollten alle genannten Maßnahmen nicht ausreichen, besteht für manche Patienten die Möglichkeit einer Operation.

Die wichtigsten Medikamente

Im Wesentlichen werden drei Wirkstoffgruppen bei der Behandlung von COPD eingesetzt:

1. Bronchienerweiternde Medikamente

Sie erweitern die Atemwege und können so die Atemnot vermindern. Die meisten dieser Medikamente werden inhaliert, es gibt aber auch Tabletten. Man unterscheidet kurz wirksame und lang wirksame Medikamente.

→ Kurz wirksame bronchienerweiternde Medikamente entfalten je nach Wirkstoff unmittelbar nach dem Inhalieren bzw. etwa 20 Minuten danach ihre Wirkung. Sie kommen bei akuter Atemnot zum Einsatz.

Wussten Sie, ...

→ *dass Kortison ein körpereigenes Hormon ist, das in den Nebennieren produziert wird? Es hilft dem Körper u.a., mit Belastungssituationen wie Stress oder Infekten etc. besser fertigzuwerden.*

→ *dass der Mensch ohne Kortison nicht lebensfähig wäre?*

→ Lang wirksame bronchienerweiternde Medikamente sind als Dauertherapie geeignet. Ihre Wirkung entfaltet sich langsam, hält aber mindestens 12 oder 24 Stunden an. Sie werden daher ein- bis zweimal täglich angewendet. Ab Stadium 2 gehören lang wirksame bronchienerweiternde Medikamente zur Dauertherapie von COPD-Patienten. Sie sind die Basis der Behandlung und dürfen nicht abgesetzt werden!

Mögliche Nebenwirkungen

Bei Überdosierung können Herzrasen, Zittern, Mundtrockenheit, Unruhe oder Schlaflosigkeit auftreten.

Bei bronchienerweiternden Medikamenten zum Schlucken kann es durch Überdosierung zu Kopfschmerzen, Gliederzittern, Schlaflosigkeit (häufig), Übelkeit, Erbrechen oder auch zu Herzrhythmusstörungen kommen.

2. Antientzündliche Wirkstoffe

→ **Kortison**

Die Atemnot, unter der COPD-Patienten leiden, ist das Ergebnis verengter Bronchien. Diese Verengung ist unter anderem auf eine Entzündung der kleinen Luftwege zurückzuführen. Daher kommt in der Behandlung dieser Erkrankung mitunter auch der entzündungshemmende Stoff Kortison zum Einsatz. Kortison hat eine starke entzündungshemmende Wirkung und wird meist in Form von Sprays oder Pulverinhalationen verwendet.

Nach der Kortisoninhalation muss der Mund gut ausgespült werden, um Nebenwirkungen wie Heiserkeit oder Mundpilz vorzubeugen.

Angst vor Kortison?
Die Angst vor Kortison ist bei vielen Patienten groß, weil sie häufig von schweren Nebenwirkungen gehört haben, die fast immer auf hohe Dosierungen und eine lange Einnahmedauer zurückzuführen sind. Wenn Sie wegen eines akuten Krankheitsschubes Kortison als Tabletten einnehmen müssen, wird es nur für kurze Zeit verordnet, sodass sich die Nebenwirkungen in Grenzen halten.
In den allermeisten Fällen wird bei COPD in Stadium 3 und Stadium 4 – fallweise auch ab Stadium 2 – Kortison in geringster Dosis über ein Dosieraerosol (Spray) oder als Pulver inhaliert. Der Wirkstoff gelangt also kaum in den Blutkreislauf, sondern ohne Umwege direkt in die Lunge, um dort seine entzündungshemmende Wirkung zu entfalten. Auf diese Weise kann es nur zu geringfügigen Nebenwirkungen kommen (siehe unten), denen man aber vorbeugen kann.

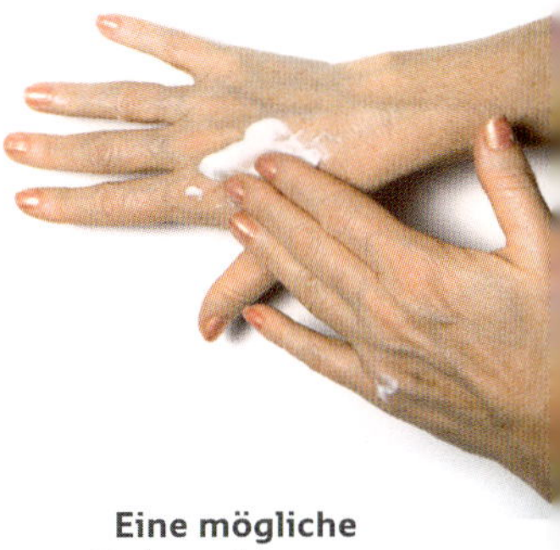

Eine mögliche Nebenwirkung: dünne, empfindliche Haut

a) Kortison zum Inhalieren
Bei COPD (Stadium 2–4) kann Ihnen Ihr Arzt zusätzlich zu den bronchienerweiternden Medikamenten Kortison zum Inhalieren (als Spray oder Pulver) verordnen, insbesondere wenn die Lungenfunktion stark eingeschränkt ist und die Entzündung in den Bronchien eingedämmt werden muss.
Besonders wichtig ist hier die richtige Handhabung des Inhaliersystems. Denn das Kortison muss genau dorthin gelangen, wo es gebraucht wird – nämlich in die Bronchien. Moderne Kortisonpräparate zum Inhalieren sind – wie bereits erwähnt – nebenwirkungsarm, auch deshalb, weil sie ihre Wirkung erst in der Lunge entfalten.

Mögliche Nebenwirkungen
Wenn Kortisonpräparate zum Inhalieren länger angewendet werden, kann es vor allem bei höherer Dosierung zu Heiser-

keit oder auch zu Pilzbefall der Mundschleimhaut kommen. Um diese unerwünschten Wirkungen zu vermeiden, sollten Sie Mund und Rachen nach der Inhalation gründlich ausspülen oder die Zähne putzen.
Auch durch die Verwendung einer Inhalationshilfe (Spacer) werden Ablagerungen von Kortison im Mund- und Rachenraum weitgehend verhindert, außerdem gelangt mehr Wirkstoff in die Lunge.

b) Kortison in Tablettenform

→ Es wird eine **Kortison-Stoßtherapie** bei akuten Krankheitsschüben kurzfristig für etwa zwei Wochen durchgeführt. Denn wenn es zu einer akuten Verschlimmerung der Erkrankung (Exazerbation) kommt, ist es notwendig, die Entzündung rasch zu bekämpfen, damit Sie wieder ausreichend Luft bekommen. Eine Kortison-Stoßtherapie kann mithelfen, einen schweren Notfall oder sogar einen Spitalsaufenthalt zu verhindern. Zur längerfristigen Einnahme ist sie jedoch nicht geeignet – sie wird langsam abgesetzt, wenn sich die Erkrankung wieder stabilisiert hat. Haben Sie keine Angst vor einer Kortison-Stoßtherapie, schwere Nebenwirkungen treten hier nicht auf.

→ Eine Langzeitbehandlung mit Kortisontabletten über mehrere Monate hinweg (Kortison-Dauertherapie) wird nicht empfohlen.

Mögliche Nebenwirkungen

Wenn eine Behandlung mit Kortisontabletten mehrmals im Jahr notwendig ist, kann es zu verschiedenen Nebenwirkungen kommen. Möglich ist das Auftreten von erhöhter Knochenbrüchigkeit (Osteoporose), dünner, brüchiger Haut, Wassereinlagerungen im Gewebe, Gewichtszunahme und Abnahme der Muskelkraft. Seltener können Augenveränderungen, Bluthochdruck, grauer Star oder Diabetes auftreten. Gezielte Maßnahmen, wie die Einnahme von Kalzium und Vitamin D zusammen mit speziellen Medikamenten zum Knochenaufbau, können der Osteoporose vorbeugen.

Die Einnahme von Kortison ist jedenfalls so kurz wie möglich zu halten und immer vom Arzt zu überwachen, die verordnete Dosierung darf auch hier nicht eigenmächtig verändert werden!

→ **Roflumilast**
Dieser Wirkstoff in Tablettenform kann das Risiko für Krankheitsschübe senken und geringfügig die Lungenfunktion verbessern. Roflumilast eignet sich jedoch nicht für alle COPD-Patienten. Fragen Sie Ihren Arzt, ob das Medikament für Sie geeignet ist.

3. Schleimlösende Medikamente

Viele Patienten haben Probleme mit dem Abhusten des zähflüssigen Schleims. Hier können Wirkstoffe eingesetzt werden, die den Schleim verflüssigen und so das Abhusten erleichtern. Bronchienerweiternde Medikamente, die zusammen mit Kochsalzlösung über spezielle Inhalationsgeräte inhaliert werden, können das Abhusten ebenfalls fördern.

Helfen Hustenmittel?

Der Husten hat bei COPD-Patienten eine wichtige Funktion, er befördert den bei COPD vermehrt vorhandenen Schleim aus der Lunge heraus.
Der oft quälende Hustenreiz lässt sich grundsätzlich zwar durch codeinhaltige Medikamente eindämmen, diese dürfen aber nur für kurze Zeit und nur nach Absprache mit dem Arzt eingenommen werden.

Die Anwendung der Medikamente

Die Vorteile des Inhalierens:

→ Das Medikament gelangt durch das Einatmen direkt in die Luftwege, wo es seine Wirkung entfaltet.

→ Im Vergleich zur Tablettenform genügt daher eine kleinere Dosis.

→ Die Nebenwirkungen sind geringer, da durch das Inhalieren weniger Wirkstoffe in den Blutkreislauf und somit zu anderen Organen gelangen.

Inhalieren, aber richtig!

Damit die bronchienerweiternden Substanzen bzw. der entzündungshemmende Wirkstoff auch in die kleinsten Atemwege gelangen und dort wirken können, ist das richtige Einatmen des Wirkstoffes wichtig. Dies muss gelernt werden. Sprechen Sie mit Ihrem Arzt, welches Gerät welche Vor- und Nachteile hat, und lassen Sie sich den Umgang erklären. Auch mithilfe einer speziellen Patientenschulung *(siehe auch Seite 116)* lässt sich die richtige Anwendung korrekt erlernen.

Es stehen verschiedene Inhalationssysteme zur Auswahl, aber unabhängig davon gibt es einige Grundprinzipien der Inhalation:

→ Inhalation vorbereiten: langsam und entspannt ausatmen

→ Inhalation auslösen und wirklich tief einatmen! Es kann nichts passieren. Je nach Gerät müssen Sie schneller oder langsamer einatmen.

→ Atem anhalten: Für etwa 5–10 Sekunden halten Sie den Atem an, damit das Medikament in den Bronchien Zeit hat, den Wirkort zu erreichen.

Wenn das Medikament nicht wirkt, kann ein Anwendungsfehler schuld sein.

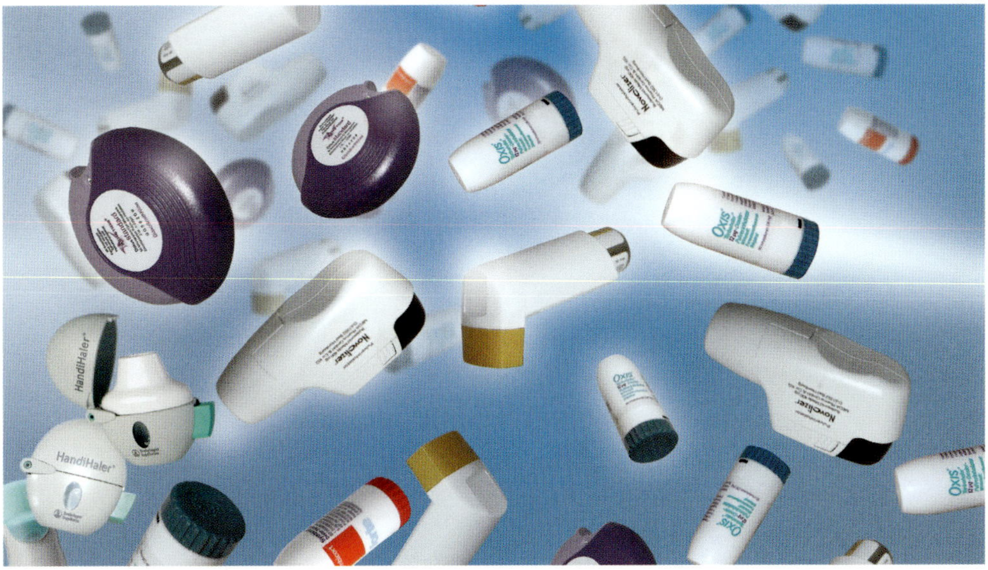

Die Auswahl an Inhalationshilfen ist groß und die Inhalation selbst bedarf einer genauen Einschulung

- → Ausatmen: bevorzugt über die Nase oder mit der „Lippenbremse" *(siehe Seite 141)* langsam ausatmen
- → Nächste Inhalation: frühestens nach einer Minute durchführen

Die häufigsten Fehler

Wenn das Medikament nicht wie erwartet wirkt, kann auch ein Anwendungsfehler schuld sein. Einige Beispiele für häufige Fehler beim Inhalieren:

- → Der Patient atmet nicht tief genug ein.
- → Nach dem Einatmen wird die Luft nicht angehalten.

Welche Inhalationssysteme gibt es?

Die wichtigsten sind Dosieraerosole, Inhalationshilfen (Spacer) und Pulverinhalatoren.

a) Dosieraerosol
Das Mundstück des Dosieraerosols wird mit den Lippen umfasst. Je nach Dosieraerosol wird mit der Hand oder durch Einatmen der Sprühstoß ausgelöst. Der Wirkstoff wird dann in Form winziger Tröpfchen in die Atemwege gesprüht.

Mögliche Fehler bei der Benützung:
Wenn man die Kappe nicht entfernt bzw. das Dosieraerosol vor der Benützung nicht schüttelt. Es kann auch vorkommen, dass die Koordination zwischen Einatmen und Auslösen des Sprühstoßes nicht passt.

b) Inhalationshilfen
Zur Erleichterung der Anwendung von Dosieraerosolen kann eine Inhalationshilfe (ein so genannter Spacer) auf das Aerosol aufgesetzt werden. Ein Spacer ist eine Art Mundstück mit größerer Luftkammer:
→ Sie setzen den Spacer auf Ihr Dosieraerosol.
→ Die luftgefüllte Kammer des Spacers, die sich jetzt zwischen Ihrem Mund und dem Medikament befindet, wird durch einen Sprühstoß mit Tröpfchen gefüllt.
→ Den Inhalt des Spacers atmen Sie nun wie gewohnt ein.
→ Die Medikamententeilchen bleiben lange in Schwebe und können so besser inhaliert werden, die Koordination ist daher nicht mehr so wichtig.

Spacer können für alle Patienten hilfreich sein, die Probleme beim Inhalieren haben, insbesondere auch für ältere Menschen.

c) Der Pulverinhalator
Hier wird das Wirkstoffpulver durch den Atemstrom aus dem Gerät gesaugt; es ist daher notwendig, tief und schnell einzuatmen.

Das sollten Sie den Arzt, Assistenten oder Apotheker vor der Benützung eines Inhalationsgerätes fragen:

- → *ob Schutzkappen oder -hüllen vor dem Gebrauch entfernt werden müssen*
- → *wie das Gerät genau gehalten werden muss*
- → *ob das Gerät vor Gebrauch zu schütteln ist (wie bei vielen Dosieraerosolen)*
- → *ob und wie das Gerät zu reinigen ist*
- → *wann und wie das Gerät nachzufüllen ist*
- → *woran Sie erkennen können, wann das Gerät ersetzt werden muss*
- → *welche Kopf- und Körperhaltung Sie bei der Anwendung des Gerätes einnehmen müssen*
- → *ob schnell oder langsam eingeatmet werden muss*

Mögliche Fehler bei der Benützung:
Nicht in den Pulverinhalator ausatmen! Durch die Feuchtigkeit kann der Wirkstoff verklumpen. Auch sollte der Pulverinhalator nur in trockener Umgebung (nicht im Bad etc.) aufbewahrt werden.

d) Andere Inhalationsmöglichkeiten
In Stadium 3 und 4 sowie bei akuten Verschlimmerungen (Exazerbationen) werden auch Düsen- und Ultraschallvernebler eingesetzt. Der Vorteil ist, dass die Patienten keine spezielle Technik erlernen müssen, um das Medikament zu inhalieren. Der Nachteil besteht in den langen Inhalationszeiten.

„Die Atemschule für Asthma- & COPD-Patienten"

Nur wenn Sie wissen, wie Sie mit dem Medikament richtig umgehen, gelangen die Wirkstoffe auch gezielt in Ihre Lunge. Die Handhabung des Inhalationsgerätes können Sie sich von Ihrem Arzt erklären lassen oder aber auch in einer Patientenschulung bzw. mithilfe von Atemtrainern sicher erlernen. Wie wichtig das ist, zeigen auch Studien: Nur 17% der Patienten nehmen ihre Medikamente regelmäßig, dagegen gibt die Mehrzahl der Befragten an, trotz Einnahme keinerlei Wirkung zu verspüren! Die Wirkstoffe können oft nicht greifen, da mehr als 50% der Patienten ihre Medikamente falsch einnehmen! Selbst Patienten, die schon länger in Therapie stehen, benötigen in regelmäßigen Abständen eine Nachschulung, um immer wieder zu kontrollieren, ob sie die Inhalationssysteme korrekt handhaben.

Im Folgenden finden Sie eine Übersicht über den Umgang mit den wichtigsten Inhalationssystemen:

So verwenden Sie den Diskus richtig:
Öffnen Sie den Diskus, indem Sie das Mundstück nach rechts schieben. Sie hören ein Klicken. Zum Laden einer neuen Medikamentendosis drücken Sie den Hebel hinunter. Das Mundstück sollte leicht nach oben geneigt sein. Achten Sie beim Inhalieren auf einen aufrechten Oberkörper. Atmen Sie entspannt und so lange wie möglich aus.
Führen Sie den Diskus, danach das Mundstück zum Mund und umschließen Sie es dicht mit den Lippen. Atmen Sie nun tief und kräftig ein. Setzen Sie den Diskus ab und halten Sie den Atem so lange wie möglich an. Danach atmen Sie langsam wieder aus.
Wiederholen Sie den Inhalationsvorgang, wenn Ihnen mehr als eine Dosis verordnet wurde. Schließen Sie den Diskus, Sie hören nochmals ein Klicken. Die Anzeige im Fenster zeigt Ihnen, wie viele Dosen des Medikaments noch im Diskus enthalten sind.

So verwenden Sie das Dosieraerosol richtig:
Schütteln Sie das Gerät, entfernen Sie die Verschlusskappe und stecken Sie das Dosieraerosol in Ihre Inhalationshilfe. Atmen Sie entspannt und so lange wie möglich aus. Halten Sie das Dosieraerosol senkrecht, nehmen Sie das Mundstück zwischen die Zähne und umschließen Sie es dicht mit den Lippen. Wenn Sie beginnen einzuatmen, drücken Sie auf die Patrone, um eine Medikamentendosis freizusetzen, und atmen Sie langsam und tief ein. Halten Sie den Atem so lange wie möglich an; nach dem Ausatmen ist der Vorgang beendet.
Wenn Sie keine Inhalationshilfe benützen, verwenden Sie das Dosieraerosol wie eben beschrieben. Bewahren Sie das Dosieraerosol stets trocken auf.

So verwenden Sie den HandiHaler® richtig:
Klappen Sie zuerst die Schutzkappe und danach das Mundstück auf. Vor der Anwendung entnehmen Sie der beiliegenden Packung eine Wirkstoffkapsel und legen diese in die Kapselkammer ein. Klappen Sie das Mundstück fest zu, Sie hören ein Klicken. Drücken Sie den Knopf des Anstechknopfs bis zum Anschlag hinein und lassen Sie ihn wieder los. Die Kapsel wird dadurch angestochen und der Wirkstoff ist für die Inhalation verfügbar.
Atmen Sie entspannt und so lange wie möglich aus. Nehmen Sie das Mundstück zwischen die Zähne und umschließen Sie es dicht mit den Lippen. Atmen Sie nun tief und kräftig ein, Sie hören das Vibrieren der Kapsel. Halten Sie den Atem so lange wie möglich an. Dann setzen Sie den HandiHaler® ab und atmen langsam aus.
Zum Entfernen der Kapsel klappen Sie das Mundstück wieder zurück. Bewahren Sie den HandiHaler® stets mit geschlossener Schutzkappe auf.

So verwenden Sie den Turbohaler® richtig:
Schrauben Sie die Schutzkappe ab. Drehen Sie das Dosierrad bis zum Anschlag zuerst nach links, dann nach rechts. Nach dem Klicken steht die Medikamentendosis bereit.
Atmen Sie entspannt so lange wie möglich aus. Führen Sie den Turbohaler® zum Mund, umschließen Sie das Mundstück dicht mit den Lippen. Atmen Sie tief und kräftig ein. Setzen Sie den Turbohaler® vom Mund ab und halten Sie den Atem lange an, dann atmen Sie langsam aus.
Wiederholen Sie den Inhalationsvorgang, wenn Ihnen mehr als eine Dosis verordnet wurde. Die Anzeige im Fenster zeigt Ihnen, wie viele Dosen des Medikaments noch im Turbohaler® enthalten sind. Schrauben Sie nach der Inhalation die Schutzkappe wieder fest auf den Turbohaler®.

So verwenden Sie den Novolizer® richtig:
Entfernen Sie zunächst die Schutzkappe, dann drücken Sie die Dosiertaste bis zum Anschlag nach unten. Im Kontrollfenster ändert sich die Farbe von rot auf grün. Atmen Sie entspannt und so lange wie möglich aus. Halten Sie den Novolizer® waagrecht. Nehmen Sie das Mundstück zwischen die Zähne und umschließen Sie es dicht mit den Lippen. Atmen Sie rasch, tief und kräftig ein. Halten Sie den Atem möglichst lange an. Bei korrekter Inhalation hören Sie ein Klickgeräusch und im Kontrollfenster wechselt die Farbe wieder zu rot. Setzen Sie die Schutzkappe auf den Novolizer® und bewahren Sie ihn verschlossen auf.

So verwenden Sie den Respimat® Soft Inhaler richtig:
Drehen Sie bei geschlossener Schutzkappe den Unterteil, bis er einrastet. Der rote Pfeil zeigt Ihnen, wie viele Medikamentendosen noch enthalten sind. Öffnen Sie nun die Schutzkappe. Atmen Sie entspannt und so lange wie möglich aus. Nehmen Sie das Mundstück zwischen die Zähne und umschließen Sie es dicht mit den Lippen. Atmen Sie entspannt, langsam und tief ein, gleichzeitig drücken Sie auf den Auslöseknopf. Danach halten Sie den Atem so lange wie möglich an. Schließen Sie die Schutzkappe und bewahren Sie den Respimat® Soft Inhaler stets verschlossen auf.

Wenn die Krankheit sich verschlimmert

Oft ist eine Infektion – meist in den Wintermonaten – schuld daran, dass es zu einer akuten Verschlechterung (Exazerbation) der Entzündung der Atemwege kommt: Man bekommt schwer Luft, die Atmung rasselt und pfeift, das Herz rast. Eine Exazerbation kann lebensbedrohend sein, der Betroffene erholt sich nur langsam von so einem Krankheitsschub und es kann zu einem bleibenden Verlust der Lungenkapazität kommen.

So können Sie einem Krankheitsschub vorbeugen

Sie können im Vorfeld viel dazu beitragen, wenn Sie sich schon im Herbst mithilfe von Impfungen vor einer „Grippe" (Influenza) und einer Pneumokokken-Infektion schützen.

Trotzdem kann eine starke Verkühlung dazu führen, dass es zu einem Krankheitsschub kommt. Beachten Sie daher mögliche Hinweise:

- → Ändern sich Farbe und Menge des Hustensekrets (von durchsichtig zu grün-gelblich)?
- → Leiden Sie unter einem Engegefühl im Brustraum?
- → Haben Sie Schwierigkeiten, das Sekret abzuhusten?
- → Treten beim Atmen keuchende bzw. pfeifende Geräusche auf?
- → Nimmt Ihre Atemnot zu?

Erstellen Sie gemeinsam mit Ihrem Arzt einen Notfallplan für akute Verschlechterungen.

Maßnahmen im akuten Notfall

Bei all diesen Beschwerden sollten Sie Ihren Arzt aufsuchen. Bitten Sie ihn, gemeinsam mit Ihnen einen Notfallplan für akute Verschlechterungen auszuarbeiten.

Rufen Sie bei einem akuten Krankheitsschub sofort Ihren Arzt bzw. die Rettung, wenn ...

- → trotz der vom Arzt verordneten Medikamente für den Notfall keine Besserung eintritt;
- → sich Ihr Allgemeinzustand stark verschlechtert;
- → Sie sehr kurzatmig sind;
- → sich der Husten sehr verschlimmert;
- → Sie große Schwierigkeiten haben, Sekret abzuhusten;
- → sich im grün-gelblichen Hustensekret Blut befindet;
- → bei den genannten Beschwerden hohes Fieber auftritt bzw. wenn Sie sich sehr schwach fühlen.

Eine schwere Exazerbation muss im Krankenhaus behandelt werden!

Wer schon eine Exazerbation erlebt hat, sollte auf alle Fälle an einer Patientenschulung *(siehe Seite 116)* bzw. an einer pneumologischen Rehabilitation teilnehmen.

Die Rehabilitation

Unter Rehabilitation versteht man im konkreten Fall eine Art medizinische Trainingstherapie. Wer an COPD leidet, vermeidet körperliche Betätigung oft aus Angst, keine Luft zu bekommen. Dadurch entsteht ein Teufelskreis: Aufgrund des Bewegungsmangels werden die Muskeln zu wenig beansprucht und erschlaffen – der Kreislauf wird nicht gefordert – Schwäche ist die Folge. Die Lebensqualität sinkt. Außerdem kommt es durch den Bewegungsmangel häufig zu Übergewicht, welches wiederum zu Herzerkrankungen oder Diabetes führen kann.
Daher ist es sehr wichtig, mithilfe verschiedener Maßnahmen die körperliche Leistungsfähigkeit zurückzuerlangen bzw. zu erhalten.

→ Wer sollte eine pneumologische Rehabilitation machen?

Idealerweise Patienten ab dem Stadium 2; empfohlen wird sie in den Stadien 3 und 4 sowie nach einem Krankenhausaufenthalt aufgrund eines akuten Krankheitsschubes. Rehabilitation kann als Programm vom Arzt für Sie erstellt werden und muss nicht in einem Rehabilitationszentrum durchgeführt werden. Sie kann auch im Fitnessstudio oder in ambulanten Einrichtungen erfolgen – die Entscheidung hängt von der Schwere der COPD ab und wird mit dem Arzt besprochen.

→ Ziele der Rehabilitation

Die pneumologische Rehabilitation setzt sich einerseits aus Ausdauer-, Kraft- und Atemmuskeltraining zusammen, beinhaltet aber anderseits auch Lernprogramme und Informationen über die Erkrankung zu folgenden Bereichen:

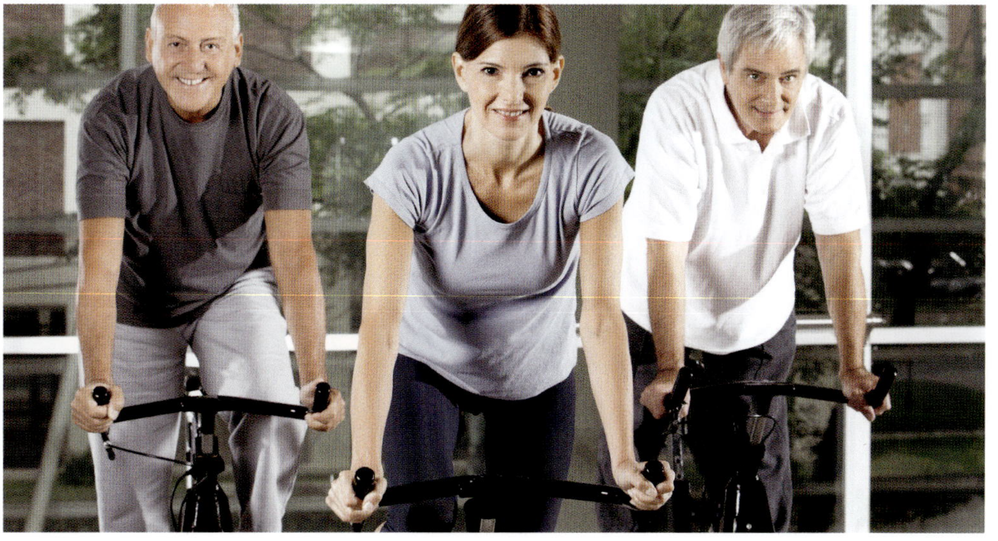

- Tabakentwöhnung *(siehe Seite 155)*
- körperliches Training *(siehe Seite 144)*
- Patientenschulung *(siehe Seite 116)*
- Atemphysiotherapie *(siehe Seite 135)*
- Ernährungsberatung (insbesondere bei Gewichtsverlust bzw. Übergewicht; *siehe Seite 174)*

Aktiv werden und bleiben!

Wer eine Rehabilitation absolviert und das Gelernte jeden Tag auch konsequent anwendet, ...

- kann seine Atemnot verringern, bekommt besser Luft und fühlt sich nicht mehr so schwach;
- bleibt beweglicher und somit auch leistungsfähiger;
- kann viel dazu beitragen, bereits vorhandene Ängste bzw. depressive Verstimmungen zu mildern;
- kann damit die Anzahl und Dauer von Krankenhausaufenthalten senken.

Wichtig ist, dass Sie aktiv werden und bleiben! Mitunter erreichen gut motivierbare, aktive Patienten mit schlechter Lungenfunktion bessere Erfolge als träge und passive Menschen in einem weniger weit fortgeschrittenen Krankheitsstadium. Wer kräftig bleibt, bleibt beweglich!

Nach der Rehabilitation in einer Klinik sollten die Maßnahmen zu Hause weiter fortgesetzt werden.

→ **Wichtiger Bestandteil der Rehabilitation: körperliches Training**

Muskel- und Ausdauertraining führt zu einer Verbesserung der körperlichen Leistungsfähigkeit, vor allem bei Trainingsprogrammen mit einer Dauer von mindestens sechs bis zwölf Wochen. Pro Woche sollte an zumindest drei Tagen trainiert werden, wobei alle Trainingseinheiten mit geschultem Personal stattfinden.

Richtig durchgeführtes Krafttraining bewirkt eine Zunahme an Muskelmasse, das fördert die Beweglichkeit. Schwerpunkte des Krafttrainings sind die großen Muskelgruppen von Armen und Beinen sowie des Oberkörpers, des Rückens und des Bauches.

Mehr zum Thema Bewegung lesen Sie auf *Seite 144.*

→ **Wo wird pneumologische Rehabilitation angeboten?**

In manchen Spitälern oder auch in speziellen Einrichtungen (Rehabilitationsklinik). Ganz wesentlich ist, nach Absolvierung eines mehrwöchigen Trainingsprogramms in einer speziellen Einrichtung (Rehabilitationsklinik) körperlich aktiv zu bleiben. Dies kann in Form von Heimtraining (Hometrainer, Nordic Walking) oder in ambulanten Rehabilitationseinrichtungen geschehen. Manche Menschen können auch ganz normal im Fitnessstudio trainieren, nachdem Sie vom Arzt die Trainingseinstellung erhalten haben und dort die entsprechende Anleitung bekommen. Sie holen sich dann die Informations- und Schulungsinhalte der Rehabilitation vom Arzt oder Atemphysiotherapeuten.

Auch in diesem Buch finden Sie auf *Seite 144* Anleitungen für ein Trainingsprogramm.

Sauerstofftherapie

In fortgeschrittenen Stadien der COPD kann die Lunge nicht mehr ausreichend arbeiten. Das führt zu einem Sauerstoffmangel im Blut.
Durch eine Langzeitbehandlung mit Sauerstoff (Langzeit-Sauerstofftherapie; engl.: Long Term Oxygen Therapy; Abkürzung: LTOT) wird das Gewebe besser mit Sauerstoff versorgt und so die Atemmuskulatur entlastet. Studien haben gezeigt, dass LTOT die Lebenszeit und die Lebensqualität jener Patienten verlängert bzw. verbessert, die diese Therapie gemäß den Anordnungen des Arztes durchführen. Denn man benötigt eine spezielle Schulung, um zu lernen, in welchem Ausmaß Sauerstoff zugeführt werden soll.

Was passiert bei Sauerstoffmangel?

Wenn in der Lunge zu wenig Sauerstoff aufgenommen wird, versucht der Körper, die Organe vor einer Sauerstoffunterversorgung (ohne Sauerstoff kein Leben – das gilt für jede Zelle des Körpers!) zu schützen, indem

- → das Herz öfter pumpt, um die Sauerstoffanlieferung an die Organe möglichst hoch zu halten, und
- → die Anzahl der roten Blutkörperchen steigt, damit mehr Sauerstoff transportiert werden kann.

Die Folge: Mehr rote Blutkörperchen (dickes Blut) – mehr Anstrengung für Ihr Herz!
Zudem verengen sich durch den Sauerstoffmangel die Gefäße in den Lungenbläschen und der Lungendruck steigt. Dies wiederum führt zu einer weiteren Belastung des Herzens. (Die häufigste Todesursache bei Patienten mit COPD ist ein chronisch überlastetes Herz – oftmals ausgelöst durch chronischen Sauerstoffmangel.)

Wie lässt sich ein Sauerstoffmangel feststellen?

Sauerstoff hilft nur dann gegen Atemnot, wenn er im Blut fehlt.

Der Arzt wird zur Bestimmung der Sauerstoffsättigung im Blut eine Blutgasanalyse (BGA) aus einer Blutprobe durchführen. Zusätzlich lassen sich die Werte der Sauerstoffkonzentrationen im Blut auch leicht mittels eines einfachen Gerätes – dem so genannten Pulsoximeter – anzeigen, das am Finger angebracht wird.
Die Sauerstoffsättigung zeigt, wie viel von dem vorhandenen Sauerstoff während der Messung im Blut transportiert wird. Eine Sauerstoffsättigung von 96–98% ist normal. In höher gelegenen Gebieten von etwa 1.600 Metern sind 92–94% normal.

Hilft mehr Sauerstoff bei Atemnot?

Eine Feststellung vorweg: Sauerstoff, über eine Nasenbrille verabreicht, ist ein Medikament und nicht gleichzusetzen mit „mehr Luft bekommen"!

Bei Atemnot sollte man unbedingt durch die Nase einatmen! Denn der Sauerstoff wird nur über die Nasenbrille aufgenommen.

Sauerstoff hilft nur dann gegen Atemnot, wenn vom Arzt mittels einer Blutgasanalyse festgestellt wurde, dass dem Blut auch tatsächlich Sauerstoff fehlt (= „Hypoxämie"). Wenn das Blut ausreichend versorgt ist, dann hilft Sauerstoff nicht gegen Atemnot! Manche Patienten empfinden zwar eine Erleichterung ihrer Atemnot durch den Sauerstoffstrom über ihrem Gesicht, man kann den gleichen Effekt aber auch mit einem Ventilator oder einem offenen Fenster erreichen.

Wenn Sie eine Sauerstofftherapie verordnet bekommen haben, ändern Sie bitte bei Atemnot nicht selbstständig die vorgeschriebene Dosierung. Mehr Sauerstoff bedeutet nicht automatisch mehr Luft, sondern kann sogar schädlich sein! Wird nämlich zu viel Sauerstoff zugeführt, erhält das Gehirn die Meldung, die Atmung zu reduzieren und den Atemantrieb zu senken. Das kann zu einem Kohlendioxid (CO_2)-Überschuss im Blut führen und das wiederum zu einer lebensbedrohlichen Ohnmacht.

Mehr Sauerstoff bedeutet nicht automatisch mehr Luft!

Auch wenn es banal klingt: Wenn Sie ein Sauerstoffgerät haben, dann atmen Sie bei Atemnot bitte unbedingt durch die Nase ein! In der Aufregung und vielleicht auch Panik neigen viele Patienten dazu, durch den Mund einzuatmen. Die Aufnahme von Sauerstoff gelingt jedoch nur über die Nasenbrille!

Da COPD eine chronische Krankheit ist, wird sie mit einer punktuellen Sauerstoffzufuhr nicht gebessert. Ihrem Körper fehlt durch die Schädigung der Lunge permanent Sauerstoff. Je nach Schweregrad der Erkrankung kann es sein, dass Sie Sauerstoff rund um die Uhr benötigen, also z.B. auch in Ruhestellung, oder diesen nur bei körperlicher Belastung brauchen. Sauerstoff vermindert dann Ihre Atemnot.

→ Sauerstoff verbessert Ihre Leistungsfähigkeit – nicht nur, weil Sie aktiver sein können, sondern auch, weil eine nächtliche Anwendung Ihren Schlaf erholsamer macht.
→ Sauerstoff steigert Ihre Lebensqualität – nicht zuletzt, weil alle Ihre Zellen im Körper besser funktionieren.

Es gibt keine Gewöhnungseffekte. Sie müssen nicht befürchten, dass Ihr Körper immer mehr Sauerstoff braucht, umso länger Sie ihn benützen. Es gibt keine Sauerstoffabhängigkeit!

Der richtige Umgang mit der Sauerstoffbrille

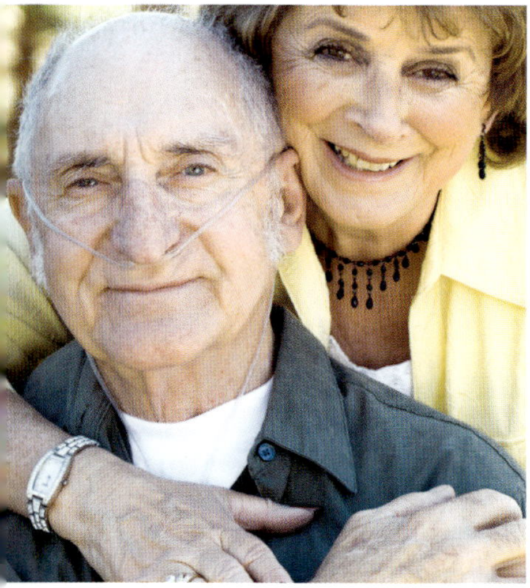

Wechseln Sie die Sauerstoffbrille regelmäßig (zumindest 1x/Woche), bei einem Infekt oder wenn die Brille hart oder schmutzig ist, noch häufiger. Einfach zu handhaben und zu reinigen sind Silikonschläuche.
Um Druckstellen durch die Sauerstoffbrille zu vermeiden und einen angenehmeren Tragekomfort zu gewährleisten, können Sie Nasensonden von verschiedenen Firmen verwenden. Oder Sie umwickeln die Stellen, die Ihnen beim Tragen unangenehm sind (z.B. hinter den Ohren), mit weichem Schaumstoff, das verhindert ebenfalls ein Wundwerden der Haut.

Möglichkeiten der Sauerstoffversorgung

Bei den heutigen Sauerstoffgeräten handelt es sich nicht mehr um riesige, schwere oder laute Maschinen, sondern um moderne, handliche und leise Lösungen:
→ So gibt es etwa einen Flüssigsauerstoff-Tank, der etwa einmal wöchentlich getauscht wird. Der Tank ist mit einem tragbaren Gerät, das man am Tank auffüllen kann, kombiniert.

- Oder eine Sauerstoffversorgung mit einem Sauerstoffkonzentrator, der den Sauerstoff aus der Raumluft aufnimmt und dann in höheren Konzentrationen abgibt.
- Auch diese Geräte können als Standgeräte oder als kleine, tragbare Geräte ausgeführt sein.

Wie lässt sich die Sauerstoffversorgung unterwegs optimal ausnützen?

Sauerstoff tanken in Wiener Apotheken

Sie können die Reichweite Ihres Sauerstoffvorrats erweitern, indem Sie die niedrigste Einstellung des tragbaren Sauerstoffgerätes (Liter pro Minute) verwenden, mit der Sie eine Sauerstoffsättigung von 90–94% erzielen. Somit können Sie länger unterwegs sein, ehe Sie das Gerät wieder auffüllen müssen.
In Wien gibt es auf gemeinsame Initiative der Wiener Apothekerkammer und der Österreichischen Lungenunion das Pilotprojekt „Sauerstofftankstelle in der Apotheke". Auf der Internetseite der Österreichischen Apothekerkammer *www.apotheker.or.at → Bundesländer → Landesgeschäftsstelle Wien → Pilotprojekt „Sauerstofftankstelle"* finden Sie eine Liste der Sauerstofftankstellen-Apotheken in Wien.

Kann Sauerstoff explodieren?

Nein. Sauerstoff selbst explodiert nicht, aber er fördert die Verbrennung. Daher immer von offenen Flammen fernhalten! Wenn Sie eine Kerze anzünden möchten, muss diese mindestens einen Meter von den Sauerstoffschläuchen entfernt sein. Verwenden Sie keine ölhaltigen Gleitmittel an Ihrer Nase.

Kann ich meine Sauerstoffdosis selbst anpassen?

Die Sauerstoffdosis wird Ihnen von Ihrem Arzt vorgeschrieben und sollte nicht von Ihnen selbstständig erhöht oder gesenkt werden. Eine regelmäßige Kontrolle der Sauerstoffsättigung bei Ihrem Arzt ist sehr wichtig!

Operative Behandlungsmethoden

Operationen kommen erst dann zum Einsatz, wenn alle Behandlungsmöglichkeiten ausgeschöpft sind und es dem Patienten im Stadium 4 sehr schlecht geht.

Folgende chirurgische Maßnahmen stehen zur Verfügung:

→ **Reduktion des Lungenvolumens**
Bei dieser Operation werden die am meisten überdehnten, nicht mehr funktionsfähigen Bereiche der Lunge – etwa 20–35% des Gesamtorgans – entfernt. Die Restlunge bekommt dadurch mehr Platz und kann sich im Brustkasten besser entfalten. Sie leistet dann bessere Arbeit. Die besten Ergebnisse lassen sich bei Patienten mit einem auf die Lungenoberfelder konzentrierten Emphysem erzielen.

→ **Lungentransplantation**
Als hoch spezialisiertes Verfahren kann eine Lungentransplantation die Lebenserwartung und Lebensqualität der Schwerkranken enorm verbessern, allerdings ist es eine sehr schwere Operation.

Die Wartezeit für ein Spenderorgan liegt durchschnittlich bei zwei Jahren. Der Patient sollte nicht älter als 65 Jahre sein; was aber vor allem zählt, ist die allgemeine gesundheitliche Verfassung des Patienten.

Nach einer Transplantation muss das Immunsystem des Patienten unterdrückt werden, um eine Abstoßung des fremden Organs zu verhindern. Diese so genannte immunsuppressive Therapie muss lebenslang durchgeführt werden, eine erhöhte Anfälligkeit für Infekte ist die Folge. Trotzdem kann durch eine Transplantation die Lebensqualität enorm gesteigert werden, da sie vor allem im Spätstadium der COPD angewendet wird.

Der Operationserfolg einer Lungentransplantation ist auch von den begleitenden Maßnahmen vor und nach der Operation (Rehabilitationsmaßnahmen) abhängig: Dies umfasst einen gesunden Lebenswandel mit ausgewogener Ernährung und – je nach Zustand des Patienten – Bewegung in Maßen. Ganz wichtig auch hier: Die Medikamente müssen wie vorgeschrieben eingenommen und die Kontrolluntersuchungen wahrgenommen werden.

Ihre Fragen – unsere Antworten

→ Welche Medikamente können mir helfen?

Die Grundlage jeder COPD-Behandlung sind Medikamente zum Inhalieren, die bronchienerweiternde Wirkstoffe enthalten. Falls eine Inhalation nicht möglich ist, können Medikamente, die die Atemwege erweitern, auch in Tablettenform eingenommen werden.

→ Mein Arzt hat mir zwei Dosieraerosole verschrieben. Aber nur eines davon hilft mir bei akuter Atemnot. Soll ich das zweite überhaupt anwenden?

Bei diesen Medikamenten handelt es sich um eines, das nur bei Bedarf im Akutfall inhaliert wird und rasch wirkt, sowie um eines, das als Dauerbehandlung geeignet ist. Es ist wichtig, auch für die Dauerbehandlung Medikamente regelmäßig zu inhalieren. Das verbessert auch die Lungenfunktion und kann eine Verschlechterung der Krankheit verhindern.

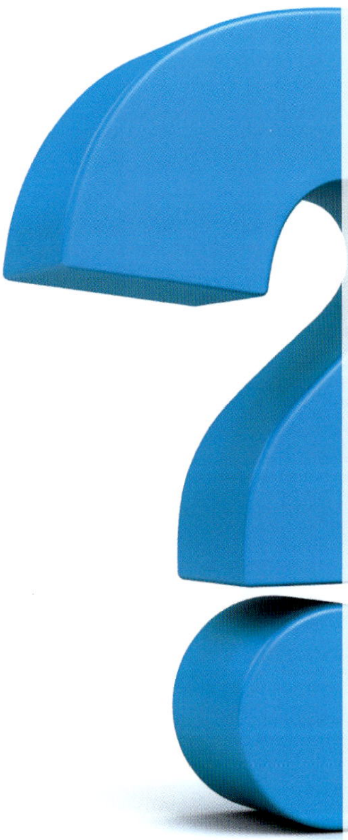

→ Ich muss einen Kortisonspray inhalieren. Welche Nebenwirkungen können dadurch auftreten?

Da die Dosis in Kortisonsprays gering ist und der Wirkstoff durch das Inhalieren direkt in die Lunge gelangt, ist hier nur mit geringfügigen Nebenwirkungen zu rechnen. Das können Heiserkeit und Pilzinfektionen im Mundraum sein. Dem kann man aber vorbeugen, wenn man nach jedem Inhalieren den Mund gründlich ausspült.

→ Kann ich die Medikamente absetzen, wenn es mir besser geht?

Mit der Anwendung der vorgeschriebenen Medikamente bemerken Sie meist eine sehr rasche Besserung der Beschwerden. Sie dürfen die Medikamente dann aber generell nicht eigenmächtig absetzen, weil sich sonst Ihr Zustand (anfangs unbemerkt) verschlechtert! Denn die Wirkung hält nur so lange an, so lange die Atemwege erweitert werden und die Entzündung in den Bronchien bekämpft wird.

→ *Da ich wegen meiner COPD sehr viel husten muss, wollte ich ein Medikament, das den Husten unterdrückt. Angeblich darf ich das aber nicht nehmen. Warum?*

Der Husten hat bei COPD die wichtige Funktion, den Schleim aus den Bronchien abzutransportieren. Darüber hinaus hemmen hustenunterdrückende Medikamente (Antitussiva) den Atemantrieb, sodass sie unter Umstämden Atemnot auslösem können, was für COPD-Patienten gefährlich ist. Hustenhemmende Medikamente bitte nur in Absprache mit dem Arzt und nur für kurze Zeit einnehmen!

→ *Was mache ich bei einer akuten Verschlechterung?*

Wenn ein schwerer Krankheitsschub (Exazerbation) auftritt, sollten Sie sofort den Arzt aufsuchen oder die Rettung rufen. In der Zwischenzeit kann ein Notfallspray, den Ihnen der Arzt verordnet hat, leichte Besserung beim Atmen bringen. Legen Sie sich und für Ihre Angehörigen frühzeitig einen Notfallplan zurecht, bitten Sie Ihren Arzt, Ihnen dabei zu helfen.

→ *Warum soll man als COPD-Patient viel Bewegung machen, obwohl man kurzatmig und schwach ist? Schadet da die Anstrengung nicht?*

Körperliches Training, das auf den jeweiligen Zustand des Patienten abgestimmt ist, schadet nicht, sondern führt vielmehr zu einer deutlichen Steigerung der Leistungsfähigkeit und einer Stärkung der geschwächten Muskulatur. Die Lebensqualität wird dadurch enorm verbessert.

→ *Wie wirkt eine Sauerstofftherapie?*

Sauerstoff vermindert die Atemnot, verbessert Ihre Leistungsfähigkeit, sorgt für erholsamen Schlaf und steigert die Lebensqualität. Die Krankheit selbst wird durch Sauerstoff allerdings nicht gebessert oder gar geheilt.

Selbsthilfe

KAPITEL 6

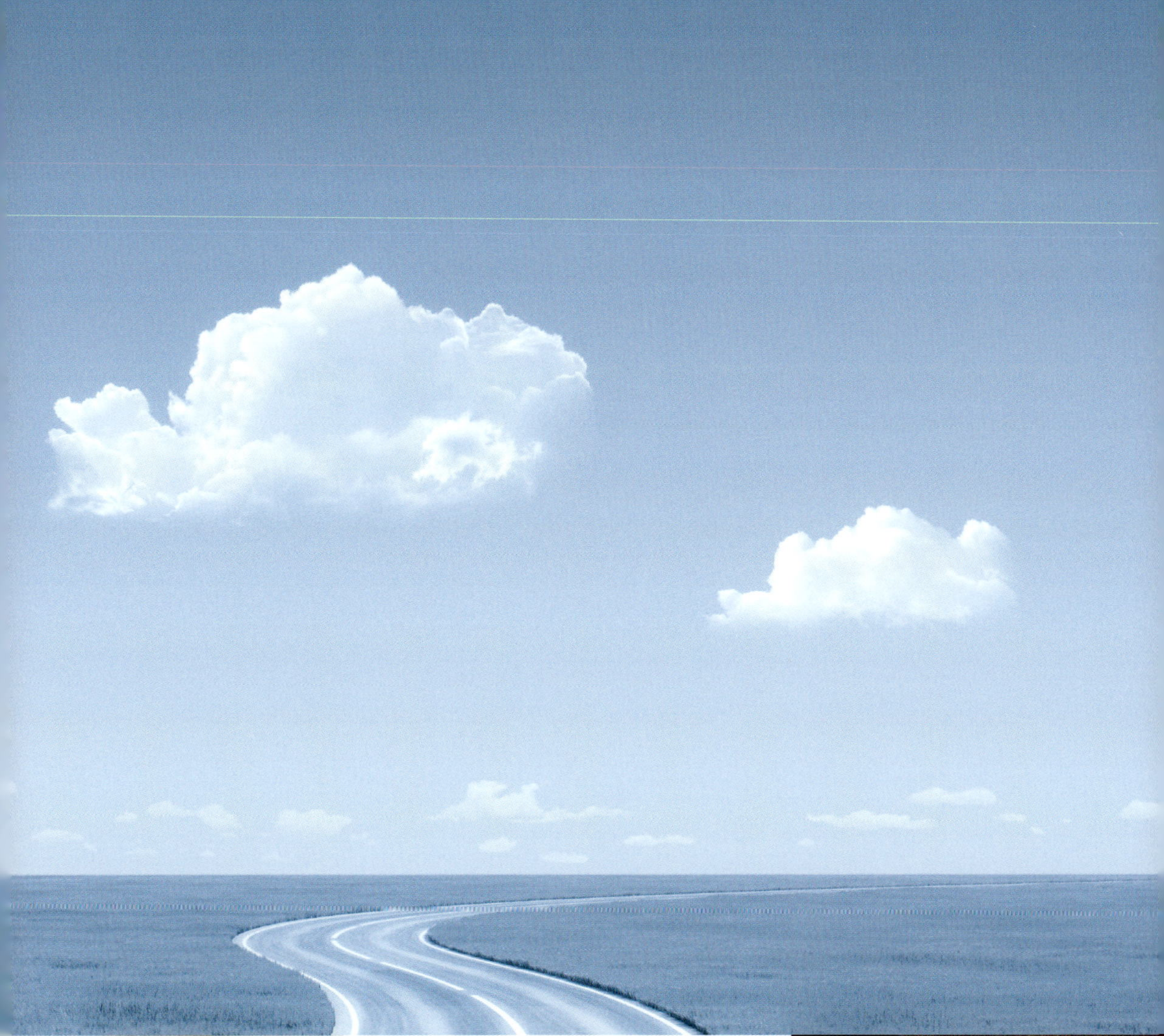

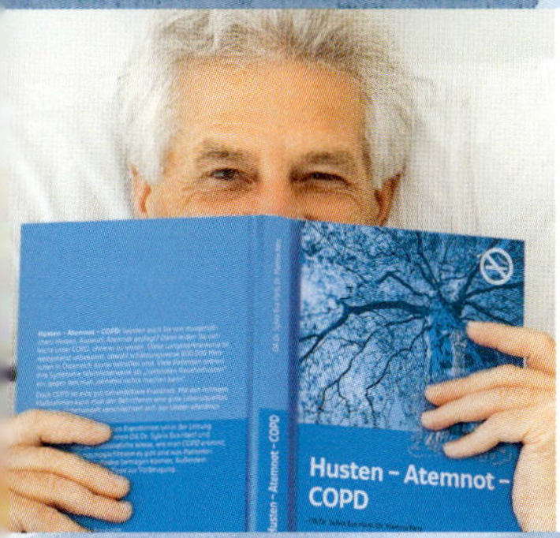

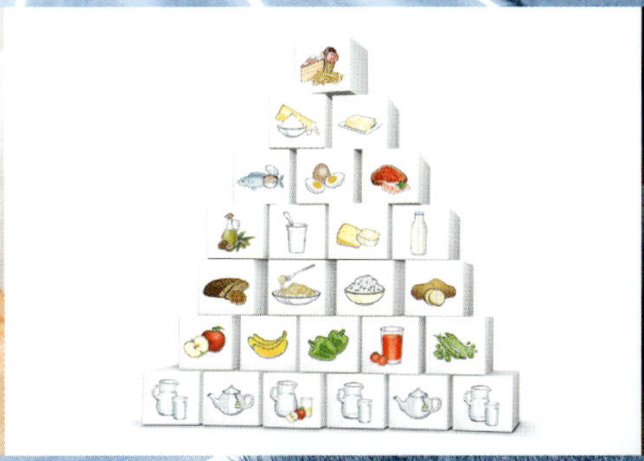

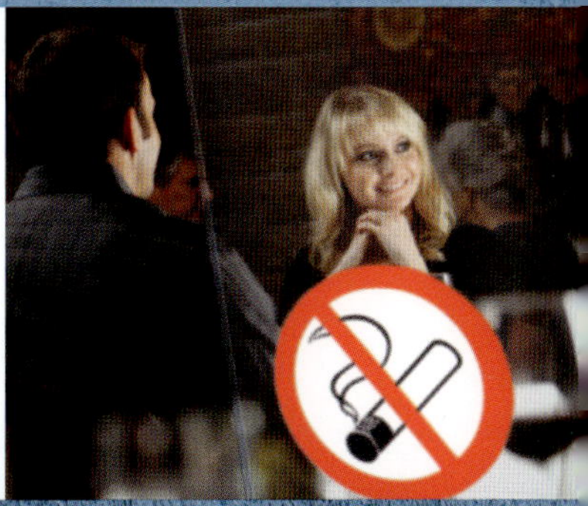

Ihre Mitarbeit ist gefragt!

Werner ist so stolz wie noch nie in seinem Leben. Gemeinsam mit seinem Arzt hat er es geschafft: Die Beschwerden seiner COPD-Erkrankung sind unter Kontrolle, seine Lebensqualität ist zurückgekehrt, er fühlt sich wieder besser, leistungsfähiger, lebensfroh und – er ist stolz auf seine Leistung! Was Werner geleistet hat? Er hat seinen Teil der COPD-Behandlung bravourös absolviert: mit dem Rauchen aufgehört, abgenommen, mehr Bewegung und damit auch mehr Spaß in sein Leben gebracht. Natürlich haben ihm die Medikamente geholfen, ebenso die Behandlung durch den Lungenfacharzt. Aber ohne eigene Mitarbeit hätte er nie so eine gute Lebensqualität erreicht. „Wir müssen als Team zusammenarbeiten. Den optimalen Behandlungserfolg schaffen wir nur gemeinsam", hat ihm der Arzt erklärt. „Ich bin für die medizinische Behandlung zuständig, Sie für den

Rest." Und dieser Rest hatte es in sich! Vor allem das mit den Zigaretten ... Zwei Anläufe waren notwendig, ehe Werner vom schweren Raucher zum stolzen Nichtraucher geworden ist. Aber es hat sich gelohnt! Das Erste, was ihm aufgefallen ist: Das Essen schmeckte plötzlich viel besser und intensiver. Nach ein paar Monaten bekam er wieder leichter Luft und die Hustenanfälle in der Früh wurden seltener. Werner ist zwar klar, dass COPD eine fortschreitende Erkrankung ist, er weiß aber auch, dass man dieses Fortschreiten verzögern, aufhalten kann und dass es zu einem nicht unbeträchtlichen Teil an ihm selbst liegt, wie es ihm Tag für Tag geht. „Ihr habt es selbst in der Hand!", erklärt er heute anderen Patienten in seiner Selbsthilfegruppe und hofft, dass er möglichst viele überzeugen kann.

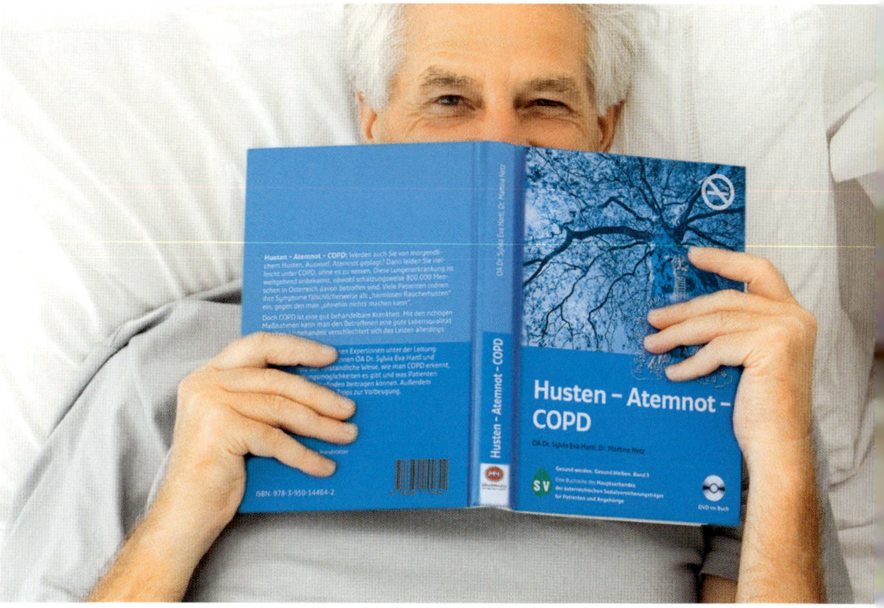

Sie können selbst viel dazu beitragen, um sich wohler zu fühlen und gut zu leben.

Der Erfolg hängt auch von Ihnen ab!

Medikamente sind zur Behandlung der COPD zweifelsohne sehr wichtig, aber sie allein reichen nicht aus, um das Fortschreiten der Krankheit zu verhindern. Hier ist Ihre Mitarbeit gefragt! Sie können selbst viel dazu beitragen, um sich wohler zu fühlen und gut zu leben. Das wird Ihnen Ihr Arzt sagen, das werden Sie aus der Erfahrung von anderen COPD-Patienten hören. Wer eine erstklassige Behandlung seiner Krankheit will, muss selbst Teil dieser Behandlung sein. Der Erfolg der Therapie hängt letztlich auch von Ihnen ab!

Wichtige Maßnahmen und was sie konkret bringen

Schauen Sie auf sich und werden Sie aktiv, um Ihren Gesundheitszustand positiv zu beeinflussen. Dazu gehört:

1. ***Leichter atmen lernen!*** *Sie haben die Möglichkeit, Ihre Atmung zu unterstützen. Atemphysiotherapeuten zeigen Ihnen spezielle Techniken, wie Sie leichter atmen können und Kontrolle über Ihre Atemnot gewinnen. Dazu gehört die richtige Hustentechnik, damit Sie den Schleim auch vollständig abhusten – das bedeutet für die Lungen regelmäßige „Reinigung", für die man sich jeden Tag Zeit nehmen muss.*

2. ***Schritt für Schritt zu mehr Wohlbefinden!*** *Sorgen Sie für möglichst viel Bewegung: Körperliches Training (leichtes Gehtraining, jede Art von Ausdauersport, Kraftübungen) führt bei COPD-Patienten zur Verbesserung der Lebensqualität und der Belastbarkeit. Regelmäßiges körperliches Training sollte daher Teil jeder Langzeittherapie sein. Fragen Sie Ihren Arzt, welche Art von Training in Ihrem speziellen Fall in Frage kommt.*

3. ***Schluss mit dem Rauchen!*** *Dämpfen Sie die Zigarette endgültig aus und greifen Sie nie wieder zur nächsten. Tabakabhängigkeit ist eine Suchterkrankung. Das Rauchen aufzugeben bedeutet daher immer einen Entzug mit mehr oder weniger starken Entzugserscheinungen. Daher ist es für die meisten Raucher schwierig, diesen Prozess ohne Unterstützung durchzustehen. Es gibt eine Reihe von Hilfsangeboten, die Sie dabei unterstützen. Beachten Sie auch das Adressenverzeichnis im Anhang, um die konkreten Behandlungsangebote zu finden.*

4. ***Gewicht normalisieren, Lebensqualität gewinnen!*** *Achten Sie auf Ihre Ernährung und kontrollieren Sie Ihr Gewicht. Sowohl zu wenige als auch zu viele Kilos auf der Waage belasten Ihre Atmung und Ihr Wohlbefinden. Aber auch wer Gewicht verliert und droht, untergewichtig zu werden, benötigt Beratung für die richtige Ernährung.*

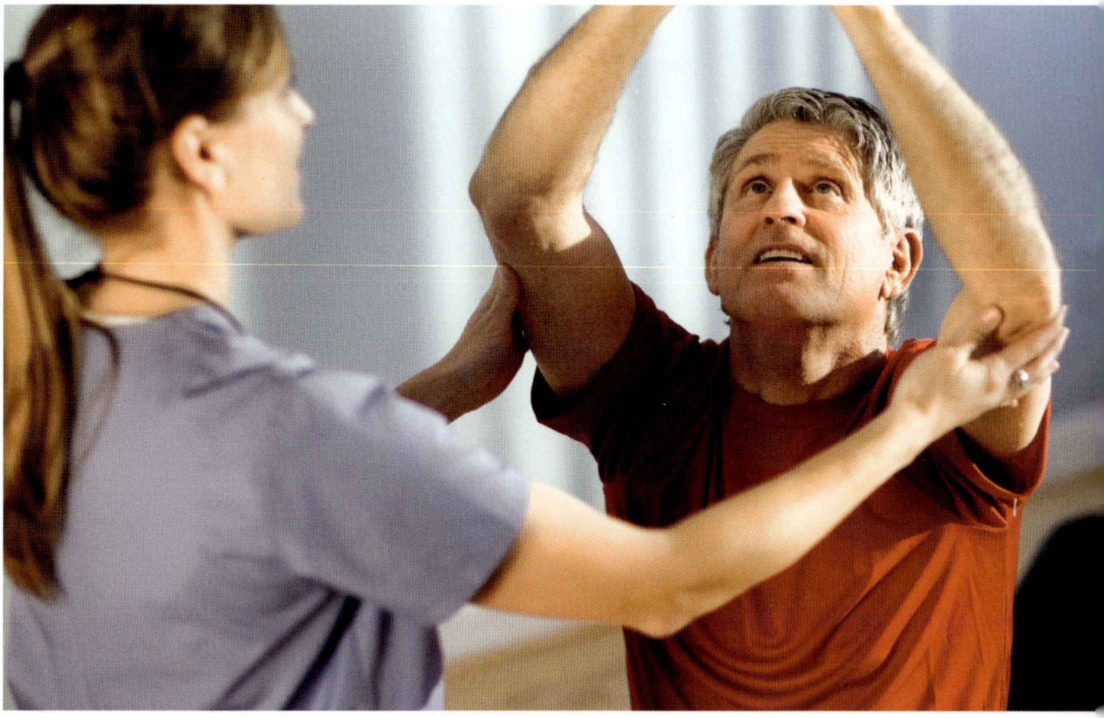

Ein Atemtherapeut unterstützt Sie im täglichen Umgang mit Ihrer Erkrankung

1. Leichter atmen lernen

Atmen erscheint einem gesunden Menschen als natürlichste Sache der Welt. Wer damit jedoch Probleme hat und an einer Atemwegserkrankung leidet, weiß allerdings, dass dies nicht so ist. Daher ist Atemphysiotherapie ein wichtiger ergänzender Teil der nicht-medikamentösen Behandlung bei COPD und anderen chronischen Atemwegserkrankungen. Im Rahmen einer **Atemphysiotherapie** lernen Sie etwa, wie Sie Medikamente richtig inhalieren und mit welchen Techniken und Selbsthilfemaßnahmen Sie sich selbst das Atmen erleichtern können (Lippenbremse, bestimmte Körperhaltungen, Hustentechnik).

Besprechen Sie die Möglichkeit einer Atemtherapie mit Ihrem Hausarzt.

Ein Atemphysiotherapeut zeigt Ihnen in erster Linie,

- → wie Sie Ihre Medikamente richtig anwenden, damit die Wirkstoffe, die Sie inhalieren müssen, auch wirklich in der gewünschten Menge bis in die Lunge gelangen;
- → mit welchen Techniken Sie das Sekret in den Atemwegen leichter abhusten können;
- → wie Sie richtig atmen, damit Sie bei Belastung nicht außer Atem kommen, und wie Sie auch in Ruhe kräfteschonend atmen können;
- → wie Sie agieren sollen, wenn das Atmen in Ruhe oder bei Belastung schwerfällt und Sie das Gefühl haben, zu wenig Luft zu bekommen;
- → wie Sie die an der Atmung beteiligte Muskulatur stärken und damit die Lungenfunktion steigern können. Dies geschieht meist durch Übungen, bei denen Sie unter Anleitung gegen erhöhten Widerstand einatmen.

Wo findet man Atemphysiotherapeuten?

Klinische Atemtherapien werden in vielen auf Lungenkrankheiten spezialisierten Krankenhäusern, aber auch im Rahmen einer Rehabilitation oder von einzelnen Physiotherapeuten angeboten. Wenn die Atemtherapie von einem Arzt verordnet wurde, ist bei der Krankenkasse rückzufragen, ob die Kosten übernommen werden. Besprechen Sie deshalb die Möglichkeit einer Therapie mit Ihrem Hausarzt. Eine Liste der niedergelassenen Atemphysiotherapeuten in Österreich finden Sie auf der Internetseite der Österreichischen Gesellschaft für Pneumologie: *www.ogp.at*

Atemphysiotherapeuten ...

... beraten beim Inhalieren der Wirkstoffe

Fast 80% der Patienten benutzen die Inhalatoren und Dosierungsgeräte falsch! Das hat den großen Nachteil, dass die Wirkstoffe nicht bis in die kleinsten Atemwege gelangen, der Patient spürt keine Wirkung und legt das Medikament ungenutzt weg. Atemphysiotherapeuten zeigen Ihnen den richtigen Umgang mit inhalativen Medikamenten.

Ein Großteil der Patienten benutzt den Inhalator falsch.

Damit Sie jenes Medikament finden, das für Sie am besten geeignet ist, sollte bei der Auswahl des Medikaments Folgendes beachtet werden:

- Wie ist Ihr Atemfluss? Bei der Verwendung von Trockenpulverinhalatoren beispielsweise müssen Sie tief einatmen können, damit das Pulver auch in die kleinsten Atemwege gelangt.
- Wie tief können Sie ein- und ausatmen? Es gibt Atemhilfen, die das Ein- und Ausatmen erleichtern. Auch hier zeigt Ihnen der Atemphysiotherapeut, wie Sie diese richtig anwenden.
- Welches System ist für Sie geeignet? Falls der Trockenpulverinhalator nicht in Frage kommt, weil Sie es trotz Atemhilfe nicht schaffen, tief genug einzuatmen, dann gibt es die Möglichkeit eines Dosieraerosols (Sprays) oder einer Feuchtinhalation. Der Atemphysiotherapeut zeigt Ihnen, wie Sie am besten einatmen, den Atem kurz anhalten – damit sich die Wirkstoffe im Bronchialraum verteilen können – und dann langsam wieder ausatmen.

... zeigen Ihnen, wie Sie Sekret leichter abhusten

Neben der Belastungsatemnot führen insbesondere Schwierigkeiten beim Abhusten zu einer massiven Verschlechterung der Lebensqualität. Daher profitieren die Patienten subjektiv deutlich von einer qualifizierten atemtherapeutischen Husten- und Atemschulung. Hier sind auch verschiedene apparative Hilfsmittel wertvoll. Welche Hilfsmittel zum Einsatz kommen, hängt in erster Linie davon ab, wie weit die Erkrankung fortgeschritten und wie das Sekret beschaffen ist. Die Entscheidung sollte der Therapeut treffen.

Die Sekretförderung kann mittels autogener Drainage und verschiedener, so genannter PEP-Geräte verbessert werden; die Handhabung muss Ihnen ein Atemphysiotherapeut oder ein anderer geschulter Spezialist erklären.

→ Die autogene Drainage ist eine Atemtechnik für lungenkranke Patienten mit vermehrtem und zähem Bronchialsekret. Dieses wird gelöst, gesammelt und schließlich abgehustet.

→ PEP-Geräte stellen eine besondere Form der Physiotherapie bei Atemwegserkrankungen dar. Indem der Patient hier wiederholt in ein Gerät mit integriertem Widerstand ausatmet, wird ein positiver Druck („Positive Expiratory Pressure") erzeugt. Dies führt zu einer Erweiterung der Bronchien und hilft dem Patienten dabei, Schleim abzuhusten. Durch regelmäßige Anwendung wird das Infektionsrisiko vermindert und die Lungenfunktion trainiert.

Es gibt auch Geräte, die eine Klopfmassage erzeugen, indem sie vibrieren – ebenfalls eine wirksame Technik, um zähen Schleim zu lösen. Regelmäßiges Inhalieren kann auch sehr gut mithelfen, den Schleim zu verflüssigen. Lassen Sie sich beraten, welches Vernebler-Gerät am besten zu Ihren Bedürfnissen passt.

Die folgende spezielle Atemtechnik hilft, den Schleim langsam und ohne Anstrengung bis zum Kehlkopf „hochzuatmen", um ihn dann abzuhusten:

→ Setzen Sie sich auf einen Sessel und verschränken Sie die Arme unter der Brust.
→ Atmen Sie tief durch die Nase ein und halten Sie die Luft an.
→ Beim Ausatmen beugen Sie sich leicht vor und husten zweimal kurz und intensiv.
→ Husten Sie nicht so lange, bis Sie ganz ausgeatmet haben, dadurch könnten Sie sich verkrampfen.
→ Wenn Sie beim Husten die Hände auf den Bauch drücken, unterstützen Sie den Vorgang des Abhustens.

Atemnot mit der „Schrittmacherkontrolle" verhindern

Wie kommt es zur Atemnot? Aufgrund der chronischen Verengung der Atemwege bleibt die eingeatmete Luft in der Lunge „stecken" und kann nicht mehr vollständig ausgeatmet werden. Die Lunge wird nicht mit ausreichend sauerstoffreicher Luft gefüllt, dadurch entsteht Atemnot – zuerst nur bei Belastung, später auch im Ruhezustand.

Damit Atemnot gar nicht aufkommt, ist es wichtig, dass Sie lernen, sich auf Ihre Atmung zu konzentrieren, sie zu kontrollieren und Bewegungsabläufe daran anzupassen. Richten Sie Ihr Gehtempo nach Ihrer Atmung, legen Sie Pausen ein.

Eine gute Methode dafür ist die so genannte „Schrittmacherkontrolle": Der Patient macht einen Schritt und atmet dabei ein; dann macht er vier bis sechs Schritte, in dieser Zeitspanne atmet er aus. Dabei ist es wichtig, sich auf die Atmung zu konzentrieren und vollständig auszuatmen, ohne zu pressen. So lernen Patienten, lange Strecken ohne Atemprobleme zurückzulegen.

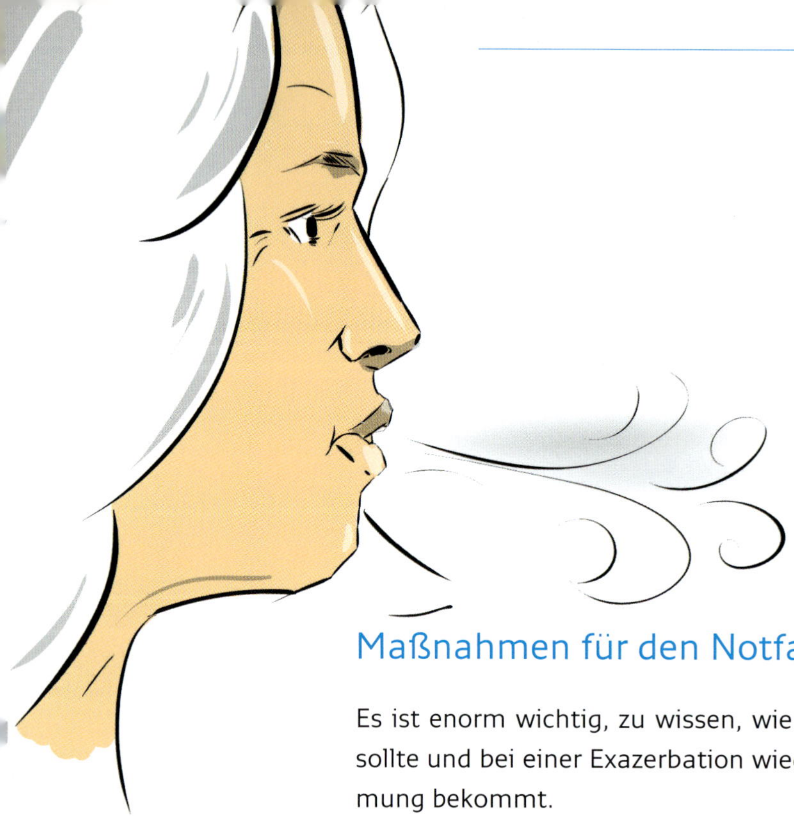

Maßnahmen für den Notfall

Sie können lernen, wie Sie durch gezieltes Atmen mehr Luft bekommen und Atemnot verhindern

Es ist enorm wichtig, zu wissen, wie man im Notfall handeln sollte und bei einer Exazerbation wieder Kontrolle über die Atmung bekommt.
Wenn Sie merken, dass Sie sich verkühlt haben, sollten Sie darauf achten, den Schleimauswurf zu unterstützen (durch Inhalieren bzw. mithilfe von schleimlösenden Mitteln). Gehen Sie daher auch mit einer banalen Erkältung zum Arzt, er wird Ihnen die nötigen Medikamente verschreiben und Ihnen erklären, wie Sie diese anwenden müssen.
Ein Atemphysiotherapeut bzw. Ihr Arzt können Ihnen schon im Vorfeld Maßnahmen und Atemtechniken zeigen, mit denen es möglich ist, einen Krankheitsschub zu verhindern. Techniken wie die Lippenbremse sollten Sie unbedingt schon üben, wenn es Ihnen gut geht, damit Sie diese im Notfall gut beherrschen. Da es schwierig sein kann, einen Atemphysiotherapeuten zu finden, kann es sein, dass Sie sich selbst darum kümmern müssen, diese Techniken anderswo zu erlernen. Das sollten Sie jedoch auf jeden Fall tun, es zahlt sich aus! Einerseits sollten Sie Ihren Arzt bzw. Ihre Selbsthilfegruppe fragen, wo Sie Atemtechniken erlernen können. Andererseits können Ihnen auch Physiotherapeuten die richtigen Übungen zeigen. Unserem Buch ist außerdem eine DVD beigefügt, auf der richtige Atemtechniken und richtiges Inhalieren gezeigt werden.

Die wichtigsten Atemtechniken

Bestimmte Techniken sollen u.a. dazu beitragen, den in den Bronchien festsitzenden Schleim zu lösen und reibungslos abzutransportieren. Üben Sie diese Atemmethoden unter Anleitung eines Atemphysiotherapeuten so lange, bis Sie diese problemlos anwenden können. Führen Sie die Übungen jeden Tag drei- bis viermal durch, um sie im Notfall dann auch wirklich zu beherrschen. Auch bestimmte Körperhaltungen können Atmung und Husten erleichtern und gerade bei akuter Atemnot Abhilfe schaffen.

→ So funktioniert die Lippenbremse

Wenn Sie schwer Luft bekommen, ist das ein Zeichen, dass Sie nicht richtig ausgeatmet haben. Erst müssen Sie die Lungen leeren, bevor Sie wieder einatmen können. Das Füllen der Lungen mit Luft geht automatisch vor sich, das Entleeren allerdings muss man kontrollieren. Wenn Sie nun versuchen, die Luft aus der Lunge zu bekommen, dürfen Sie nicht pressen – es darf beim Ausatmen kein pfeifendes Geräusch entstehen, denn dann pressen Sie unter Einsatz der Bauchmuskeln die Luft aus den Lungen und das kostet sehr viel Kraft. Führen Sie diese Technik stattdessen möglichst entspannt aus: Öffnen Sie leicht die Lippen und blasen Sie die Luft langsam hinaus, indem Sie auch die Backen etwas blähen. Lassen Sie sich beim Ausatmen viel Zeit, damit Sie wirklich ganz ausatmen können. Bei starker Atemnot die Hand vor den Mund legen und gegen den Widerstand atmen.

Die Lippenbremse hilft beim richtigen Ausatmen.

Die Lippenbremse:
- → *entspannt hinsetzen*
- → *Lippen locker aufeinanderlegen*
- → *gezielt gegen den Widerstand der Lippen langsam ausatmen, dabei die Backen blähen*

Bestimmte Körperhaltungen, wie beispielsweise der Kutschersitz, erleichtern das Atmen.

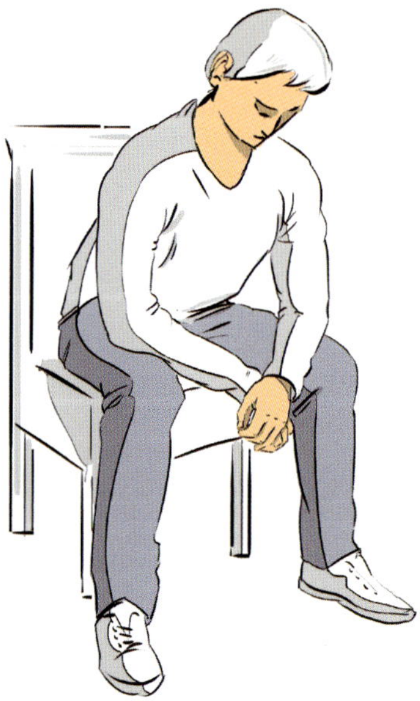

Kutschersitz

Folgende **Körperhaltungen** erleichtern das Durchführen der Lippenbremse, aber auch das Atmen selbst:

→ **Der Kutschersitz**

Oft kann man bereits mit einer Änderung der Körperhaltung das Atmen erleichtern, beispielsweise mit dem so genannten Kutschersitz. Durch das Vorbeugen des Oberkörpers und die Dehnung des Brustkorbs vergrößert sich die Atemfläche, sodass ein tiefes Durchatmen möglich wird.

→ auf die Stuhlkante setzen, Knie leicht spreizen
→ Handflächen bzw. Ellbogen auf die Knie legen, Arme leicht beugen
→ Rücken gerade halten, Bauch entspannen

→ **Die Treppengeländerstütze**

→ Oberkörper vorbeugen, die gestreckten Arme auf das Treppengeländer stützen
→ Oberkörper gerade halten, Bauch entspannen

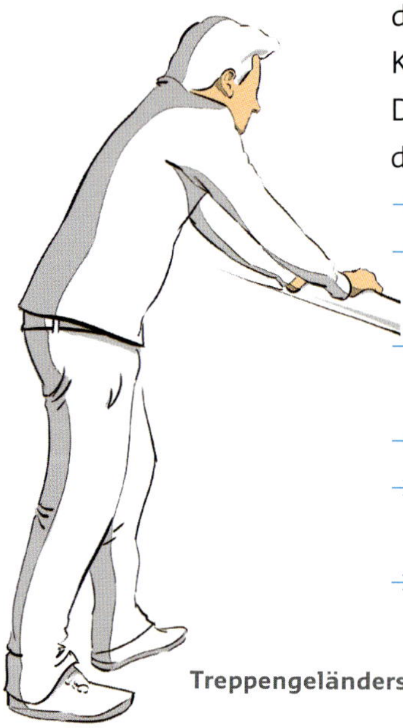

Treppengeländerstütze

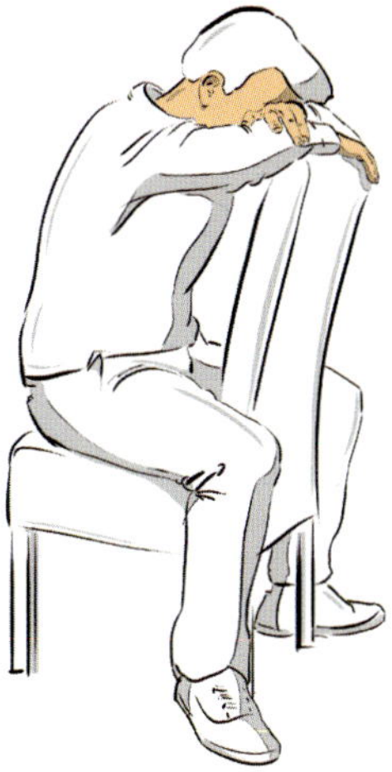

Schülersitz

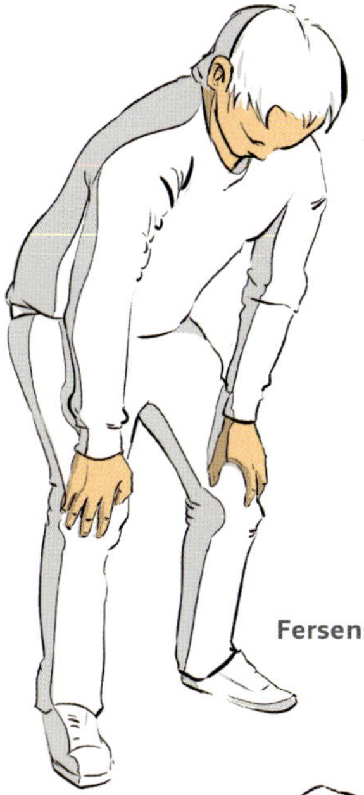

Fersensitz

→ **Der Schülersitz**
→ verkehrt auf einen Sessel setzen
→ Unterarme liegen auf der Lehne
→ Kopf auf die Arme legen

→ **Der Fersensitz**
→ in den Kniestand gehen
→ Handflächen auf die Oberschenkel legen, Arme leicht beugen
→ mit geradem Rücken nach vorne beugen
→ Bauch entspannen

→ **Die Sportlerstellung**
→ Oberkörper leicht nach vorne beugen
→ Hände vor dem Kopf verschränken und dann aufrecht stehend vor eine Wand lehnen

Sehr wirksam und durch keine andere Therapieform zu ersetzen ist bei schwer kranken Patienten zum Beispiel ein gezieltes „Geh- und Treppensteigtraining", bei dem die oben genannten Techniken in der konkreten Belastungssituation des täglichen Lebens eingeübt werden. Wird dieses Training mit einem erfahrenen Therapeuten durchgeführt, sind oft auch schwer kranke Patienten wieder mobilisierbar.

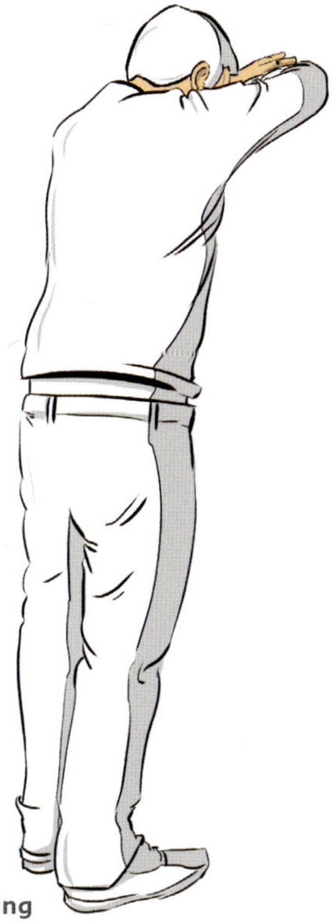

Sportlerstellung

2. Sport: Schritt für Schritt zu mehr Wohlbefinden

Warum Bewegung so wichtig ist, wo Sie doch ohnehin kurzatmig sind? Weil Sie nur gewinnen können: Je kräftiger Ihre Muskulatur und Ihr Herz-Kreislauf-System sind, desto später kommt es zur Atemnot! **Und das gilt für alle Erkrankungsstadien!**

→ Wenn die Muskeln gezielt regelmäßig bewegt werden, kommen Sie bei gleicher Leistung mit weniger Sauerstoff aus.
→ Weniger Sauerstoffbedarf bedeutet weniger Atemarbeit.
→ Sie brauchen weniger Energie zum Atmen, Sie bleiben leistungsfähiger.

Forschungsergebnisse der letzten Jahre haben sehr ermutigend gezeigt, dass Lungenpatienten von gezieltem und vor allem regelmäßigem Ausdauer-, aber auch Krafttraining nur profitieren können: Eine eingeschränkte Lungenfunktion wirkt sich weniger schlimm aus, wenn der Körper gut trainiert ist. Einkaufen gehen, Treppen steigen, kleine Tätigkeiten im Haushalt – all das fällt leichter und kann (wieder) selbstständig durchgeführt werden, wenn Sie Ihre körperliche Leistungsfähigkeit steigern. Und das ist unter Anleitung eines Arztes bzw. Therapeuten möglich!

Angst vor dem Training

„Ich leide unter Atemnot und traue mir deshalb kein Training zu. Was soll ich tun?" – Eine Frage, die sich viele Patienten stellen. Die Antwort: Reden Sie mit Ihrem Arzt und beginnen Sie unter fachlicher Anleitung mit einem Training! Die Atemnot kommt auch daher, dass die Muskulatur nicht gefordert wird, denn, wie erwähnt, brauchen untrainierte Muskeln mehr Sauerstoff.

Untrainierte Muskeln brauchen mehr Sauerstoff.

Oft passiert Folgendes: Wer sich mit dem Luftholen schwertut, schreckt vor körperlicher Belastung zurück, mag diese auch noch so gering sein. Viele Patienten fahren daher grundsätzlich nur mehr mit dem Lift oder der Rolltreppe, statt ein paar Stiegen zu steigen; sie nehmen selbst für die kleinsten Strecken das Auto, statt z.B. die Zeitung zu Fuß zu holen. Je weniger man den Körper belastet, umso geringer werden Kraft und Leistungsfähigkeit, sodass es schon bei leichter Anstrengung zu Atemnot kommt.

Und schon ist man mittendrin im Teufelskreis: Wenn Sie sich kaum bewegen, werden Ihre Muskeln immer schwächer, in der Folge sind Sie zunehmend auf fremde Hilfe angewiesen. Der Verlust an Leistungsfähigkeit und Mobilität wirkt sich aber nicht nur auf Ihre Atmungsorgane aus; durch den Mangel an Bewegung können sich zusätzlich z.B. Herz-Kreislauf-Erkrankungen oder Diabetes entwickeln. Und nicht zuletzt leidet auch die Seele darunter: Wer nicht mehr aus dem Haus gehen kann, vereinsamt, die Neigung zu Ängsten oder auch Depressionen nimmt zu.

Daher ist es trotz Ihrer Atemnot – bzw. gerade deshalb – äußerst wichtig, dass Sie aktiv werden! Sprechen Sie mit Ihrem Arzt darüber, was für Sie das Beste ist, um die Müdigkeit und die erschwerte Atmung in den Griff zu bekommen bzw. zu verbessern. Es gibt spezielle Trainingsprogramme, die Ihnen helfen, mehr Ausdauer zu bekommen und kräftiger zu werden, mehr Kondition zu tanken und Ihre Muskelkraft zu erhalten.

So wirkt sich regelmäßige Bewegung auf Körper und Wohlbefinden aus:

- → Sie stärken Ihre Muskulatur ...
- → ... dadurch wird die Atemnot gemildert ...
- → ... und Ihre Ausdauer wird verbessert.
- → Sie fühlen sich nicht mehr so schwach und daher generell besser. Sie schaffen mehr, auch Ihre Stimmung bessert sich.
- → Sie lernen durch das Training Ihre Leistungsgrenzen kennen und besser einschätzen.
- → Die Kraft in Armen und Beinen nimmt zu. Dadurch können Sie z.B. leichter Stiegen steigen und müssen nicht mehr so oft stehen bleiben.
- → Wege, die früher zu lang oder zu steil schienen, sind einfacher zu bewältigen.
- → Es fällt Ihnen leichter, etwas zu tragen, obwohl sich am Inhalt der Tasche nichts geändert hat.
- → Wer regelmäßig Bewegung macht, hat weniger Krankheitsschübe und muss seltener ins Krankenhaus als untrainierte COPD-Patienten, wie Untersuchungen gezeigt haben.

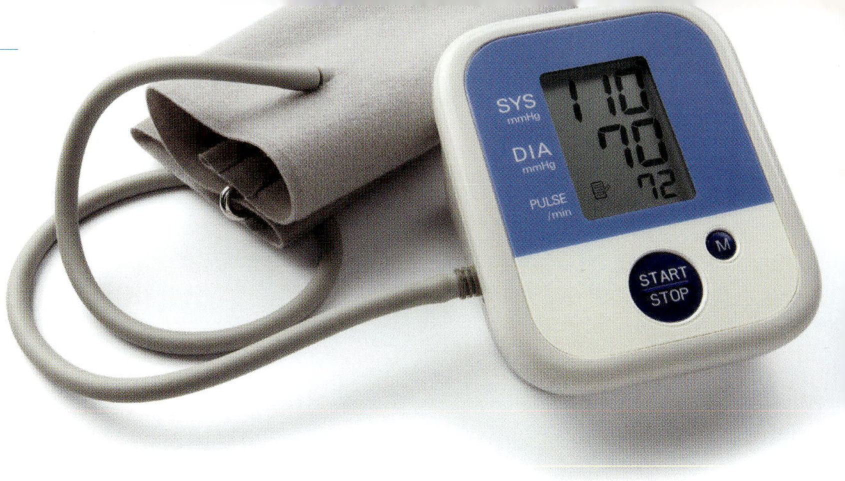

Kann man auch noch im Stadium 3 bzw. 4 mit dem Training beginnen?

Ja, auf jeden Fall! Sie erhalten eine ausführliche Einschulung, wie Sie beim Training atmen sollen, damit Sie bei Anstrengung nicht nach Luft ringen. Zu Beginn der Übungen werden Sie von einem Arzt überwacht, es wird der Sauerstoffgehalt im Blut während der Belastung kontrolliert. Fällt dieser ab, erhalten Sie über eine Nasenbrille Sauerstoff verabreicht, was Ihnen ermöglicht, weiterzumachen.

Wie sieht dieses Training aus?

Ein Übungsprogramm, das speziell auf Ihre Bedürfnisse zugeschnitten wird, setzt sich zusammen aus

→ Ausdauertraining und
→ Krafttraining.

Dabei lernen Sie auch, wie Sie bei der Durchführung der Übungen am besten atmen.
Das Training sollte in einem Fitnessstudio unter Anleitung oder im Rahmen eines Rehabilitationsaufenthalts oder in einem ambulanten medizinischen Trainingsinstitut erlernt werden. Unter professioneller Betreuung von Ärzten, Physiotherapeuten, Atemphysiotherapeuten und Sportwissenschaftern erfahren Sie genau, wie Sie vorgehen sollen, damit Sie wieder leistungsfähiger werden. Fragen Sie Ihren Arzt oder Ihren Ver-

Das Übungsprogramm besteht aus Ausdauertraining und Kraftübungen. Herzpatienten dürfen aber nur nach Rücksprache mit dem Arzt trainieren.

sicherungsträger (Krankenkasse), wohin Sie sich wegen der Rehabilitation wenden können. Denn Trainingsstellen sind vor allem für Patienten in fortgeschrittenen Erkrankungsstadien nicht immer leicht zu finden.
Wichtig ist es, den erlernten Trainingsablauf auch nach einer Kur zu Hause fortzuführen. Auch die ärztliche Rückmeldung ist wichtig: Sprechen Sie mit Ihrem Arzt über das Training und kommen Sie alle zwei Monate zur Kontrolle.

Auf das Training verzichten sollte man:

→ wenn ein akuter Infekt vorliegt
→ wenn es zu einer akuten Verschlechterung der Erkrankung kommt (Exazerbation)
→ wenn der Ruheblutdruck höher als 220/110 mmHg liegt
→ bei Diabetes mellitus mit Blutzuckerwerten, die höher als 250 mg/dl sind
→ wenn akute Schmerzen auf falsches Training hinweisen
→ Herzpatienten dürfen ausdrücklich nur nach ärztlicher Rücksprache mit einem Training beginnen.

Belastbarkeit ermitteln

Damit Sie das Beste aus Ihrem Training herausholen, ohne sich zu überanstrengen, ist es wichtig, die für Sie passende Herzfrequenz zu ermitteln. Sie dürfen sich beim Training nicht überfordern (dann fällt das Atmen schwer), aber auch nicht unterfordern (dann werden die Muskeln nicht ausreichend trainiert). Daher wird das Trainingsprogramm durch eine körperliche Leistungsprüfung festgelegt.

Mit der richtigen Herzfrequenz trainieren

Bevor Sie mit dem Training beginnen, wird der Arzt mit Ihnen eine Ergometrie durchführen, um zu ermitteln, welche Art von Bewegung Ihnen am besten hilft und wo die Grenze Ihrer Belastbarkeit ist.

Eine Ergometrie ist ein körperlicher Test auf einem Standfahrrad (einem so genannten Ergometer), bei dem die Belastung stufenförmig ansteigt. Sie versuchen so lange in die Pedale zu treten, wie Sie es schaffen.

Außerdem zeichnet ein EKG (= Elektrokardiogramm) die Herzkurve unter dieser Belastung auf. Der Arzt misst in regelmäßigen Abständen Ihren Puls, Ihren Blutdruck und die Sauerstoffsättigung im Blut (Belastungs-Blutgasanalyse). Es wird auch bestimmt, ob Sie mit oder ohne zusätzliche Sauerstoffgaben trainieren sollen.

Nachdem alles ausgewertet wurde, erhalten Sie von Ihrem Arzt eine Empfehlung, wie lange und unter welcher Kontrolle Sie trainieren sollten: Pulskontrolle oder Puls- und Sauerstoffkontrolle.

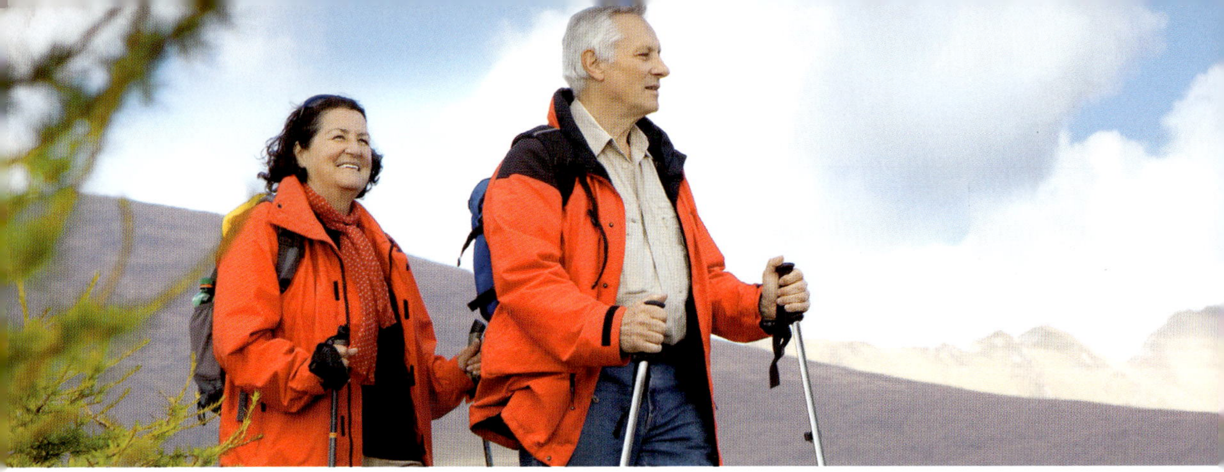

Ausdauertraining wirkt sich positiv auf das Herz-Kreislauf-System aus

Ihr Bewegungsprogramm

a) Ausdauertraining

Ausdauertraining hat zum Ziel, die Sauerstoffversorgung anzuregen und die Leistungsfähigkeit des Herz-Kreislauf-Systems zu verbessern. Sportarten wie Radfahren (in der Natur oder auf einem Heimtrainer), Nordic Walking oder auch Schwimmen sind dafür bestens geeignet.
Pro Woche sollte an zumindest drei Tagen trainiert werden, wobei alle Trainingseinheiten unter Anleitung stattfinden. Zu Beginn des Trainings dauert eine Einheit meist 10 Minuten (abhängig von der Leistungsfähigkeit). Nach sechs Wochen kann man dann nach Rücksprache mit dem Arzt das Training um 5 Minuten auf 15 Minuten steigern usw., bis nach einigen Monaten eine Stunde erreicht ist.

Warum ist Nordic Walking besonders geeignet?

Nordic Walking erhöht die Sauerstoffzufuhr im Körper und in der Folge auch den Kalorienverbrauch sehr effizient – unabhängig vom Stadium Ihrer Erkrankung. Zusätzlich ist es eine gelenkschonende Bewegungsform, die alle großen Muskelgruppen beansprucht. Daher sollten Sie unbedingt regelmäßig „walken", angepasst an Ihre Atemfähigkeit und körperliche Verfassung. Man kann diesen Sport bereits nach kurzer Einschulungszeit durch einen Trainer erlernen. Am besten „gehen" Sie es gemeinsam an: In einer Gruppe von Gleichgesinnten steigt die Motivation, tatsächlich mehrmals in der Woche loszumarschieren. Sie werden merken, dass Ihnen durch das Training schon nach kurzer Zeit Aktivitäten im Alltag leichter fallen. Fragen Sie bei der lokalen Selbsthilfegruppe nach oder recherchieren Sie im Internet, wo es in Ihrer Wohnumgebung die Möglichkeit gibt, an solchen körperlich aktiven Gruppen teilzunehmen. Aufgrund des Trainings können Sie sich länger bewegen, ohne sich schwach zu fühlen, und auch Symptome wie Angst und Depression nehmen deutlich ab. Alle diese positiven Effekte konnten auch im Rahmen einer Untersuchung beobachtet werden: Eine Gruppe von COPD-Patienten traf sich dreimal pro Woche zu einem einstündigen Walking-Training. Nach drei Monaten konnten die Teilnehmer der aktiven Walking-Gruppe im Vergleich zu einer unsportlichen Patientengruppe eine deutliche Verbesserung ihrer Lebensqualität spüren.

Zusammenfassung: Trainingsempfehlung für Ausdauertraining

→ *Wichtig ist, dass Sie sich regelmäßig bewegen (mindestens 3x pro Woche).*

→ *Dauer: Beginn mit je 15 Minuten Training, COPD-Patienten im Stadium 3 und 4 je 10 Minuten*

→ *Kontrollieren Sie Ihren Puls, damit die Mindestpulsfrequenz erreicht wird.*

→ *Nach sechs Wochen wird die Dauer um 5 Minuten gesteigert (zuerst auf 15 Minuten, nach weiteren sechs Wochen auf 20 Minuten usw., bis nach einigen Monaten eine Stunde erreicht ist). 60 Minuten sollte das Ausdauertraining auch dann nicht überschreiten; das wird lebenslang beibehalten.*

→ *Wie Untersuchungen gezeigt haben, weisen vor allem jene Trainingsprogramme die besten Erfolge auf, bei denen das Startniveau (z.B. 10 Minuten 3x wöchentlich) mindestens sechs bis zwölf Wochen beibehalten wird. Dann muss man aber weitertrainieren, d.h. steigern, sonst ist der erreichte Effekt sehr schnell wieder weg.*

→ *Spätestens nach drei bis vier Wochen sollten Sie erste spürbare Veränderungen merken.*

→ *Suchen Sie sich Gleichgesinnte – in der Gruppe ist man motivierter, regelmäßig aktiv zu sein.*

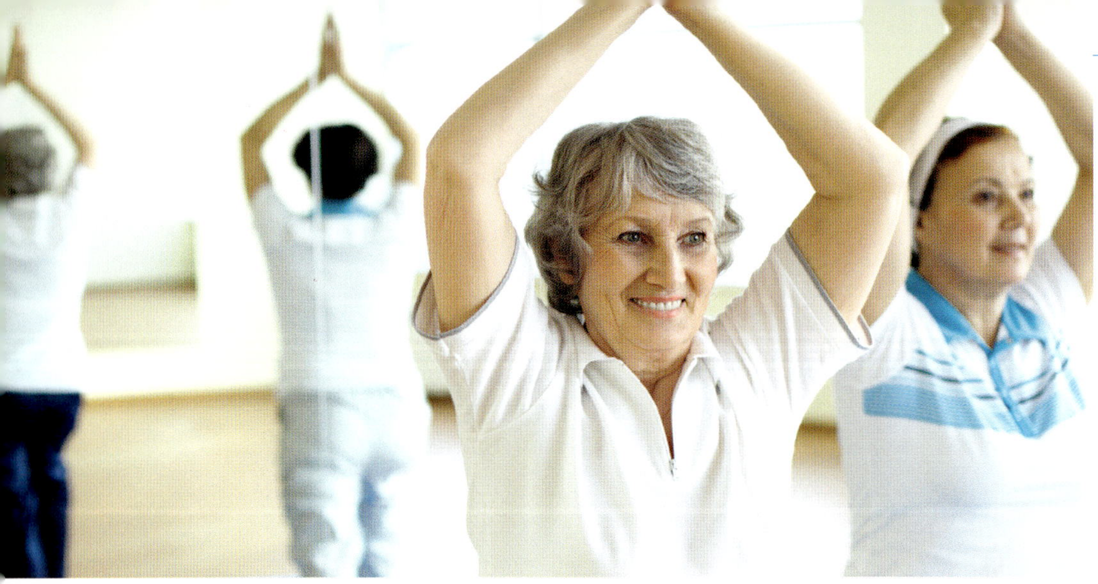

Es ist wichtig, abwechselnd verschiedene Muskelgruppen zu trainieren

b) Wie wird Kraft trainiert?

Gezieltes Krafttraining hilft, den Muskel aufzubauen. Muskelmasse und damit Muskelkraft nehmen zu. Starke Muskeln sorgen für
- → mehr Beweglichkeit,
- → mehr Unabhängigkeit und
- → weniger Stürze.

Speziell geschulte Trainer erklären Ihnen etwa im Rahmen eines Krankenhaus- oder Kuraufenthalts, was Sie für Ihren Muskelaufbau tun können und wie Sie am besten trainieren:
- → Es sollte immer der gesamte aktive Bewegungsapparat trainiert werden, dafür sind acht bis zehn verschiedene Übungen für ebenso viele Muskelgruppen erforderlich.
- → Trainieren Sie an zwei bis drei Tagen pro Woche und stärken Sie verschiedene Muskelgruppen. Jede Muskelgruppe wird in zwei bis vier Übungseinheiten (= Sätzen) trainiert.
- → Der Trainingswiderstand (z.B. durch leichte Hanteln, Thera-Band, ...) muss so gewählt sein, dass bis zur Ermüdung mindestens 10 Wiederholungen möglich sind. Mehr als 15 Wiederholungen sollten Sie pro Übung allerdings nicht schaffen; in diesem Fall wäre der Widerstand zu gering.
- → Die Wiederholungen sollen sehr langsam erfolgen – zählen Sie dabei langsam jeweils bis 4.
- → Holen Sie bei den Übungen keinen Schwung, weichen Sie nicht aus!

Bauen Sie möglichst viel Bewegung in Ihren Alltag ein.

Wo und wie kann ich das Training nach einem Krankenhaus- oder Kuraufenthalt fortsetzen?

- Fragen Sie Ihren Arzt, ob es in Ihrer Nähe ein Krankenhaus gibt, in dem ambulantes Training durchgeführt wird.
- Wenn Sie ein privates Trainingsinstitut oder Fitnessstudio aufsuchen: Es ist wichtig, dass Sie ein Sportmediziner berät und mit Ihnen ein Trainingsprogramm erarbeitet.
- Machen Sie mit Ihrem Übungsplan, den Sie nach Ihrem Rehabilitationsaufenthalt bekommen haben, zu Hause konsequent und mindestens dreimal pro Woche weiter. Training ist Bewegung, die regelmäßig durchgeführt wird!
- Wenn Ihnen Rad fahren gut tut: Besorgen Sie sich einen Heimtrainer und strampeln Sie dort mit der für Sie optimalen Geschwindigkeit so lange, wie es Ihr Trainingsprogramm vorsieht.
- Stärken Sie Ihre Muskeln auch, indem Sie darauf achten, möglichst viel Bewegung in Ihren Alltag einzubauen (zu Fuß gehen, Treppen steigen etc.).

Patientenschulungen

Viele der oben angesprochenen Maßnahmen können Sie in Patientenschulungen erlernen. Dabei handelt es sich um spezielle Fortbildungen für COPD-Patienten, die von Fachleuten aus unterschiedlichen Berufen des Gesundheitswesens, oft auch in Zusammenarbeit mit Selbsthilfegruppen, durchgeführt werden.

Im Einzelgespräch oder in einer Gruppe von COPD-Patienten erfahren Sie ...

- → ... mehr über Ihre Erkrankung und was Sie selbst dazu beitragen können, um Ihre Lebensqualität wieder zu steigern.
- → ... wie Sie von der Zigarette loskommen.
- → ... wie Sie richtig mit Ihren Medikamenten umgehen – besonders wichtig ist das Erlernen des korrekten Inhalierens von bronchienerweiternden Arzneien.
- → ... was bei einem Krankheitsschub zu tun ist und wie Sie diesen verhindern können.
- → ... was Ihre Atmung erleichtert.
- → ... wie Sie sich selbst motivieren können, trotz COPD Bewegung zu machen.
- → ... wie Sie u.a. mit Geräten zur Langzeit-Sauerstoffbehandlung umgehen.
- → ... wie Sie psychische Probleme wie depressive Verstimmungen oder Ängste in den Griff bekommen.

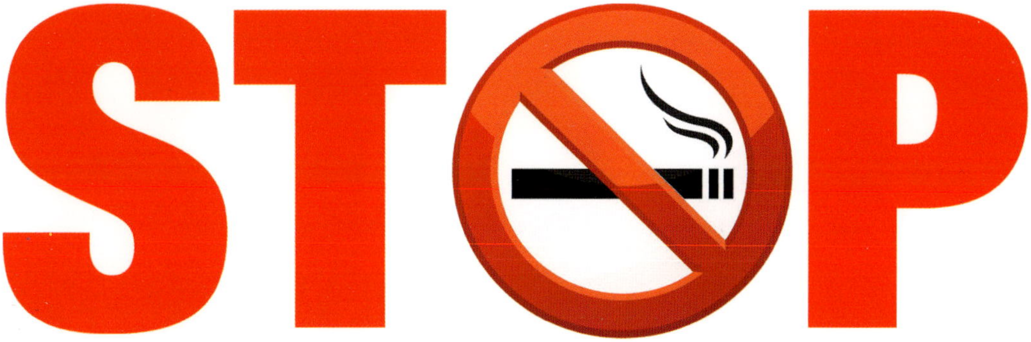

3. Schluss mit dem Rauchen

Wer raucht, lebt kürzer!

Vielleicht fragen Sie sich, warum es so wichtig ist, rauchfrei zu werden. Ganz einfach: Weil Sie gut leben und nicht leiden wollen! Denn Rauchen ist für vielerlei Beschwerden und Krankheiten verantwortlich: Es steigert das Risiko für COPD, Lungenkrebs sowie andere Krebserkrankungen und ist auch die Hauptursache für Herzinfarkt und Schlaganfall.

Wer raucht, lebt kürzer. Statistisch gesehen, stirbt ein Raucher sieben Jahre früher als ein Nichtraucher. Das ist nicht weiter verwunderlich, inhaliert doch ein Raucher mit jeder Zigarette mehr als 3.800 chemische Verbindungen. Die meisten sind lungengängige Feinstaubpartikel, das heißt, die Teilchen sind so klein, dass sie mit jedem Inhalieren direkt in die Lunge gelangen. Über 200 davon sind giftig. Von diesen giftigen Stoffen sind mindestens 40 krebserregend (wie Teer, Schwermetalle, Nitrosamine, Nickel etc.). Darüber hinaus machen die Inhaltsstoffe in der Zigarette nicht nur krank, manche davon machen auch süchtig – wie das Nikotin.

Nikotin an sich ist ein schweres Nervengift, das beim Rauchen in geringen Mengen aufgenommen wird. Es ist in der Lage, die so genannte Blut-Hirn-Schranke zu überwinden und ins Gehirn vorzudringen. Dort beeinflusst es den Körper auf mannigfaltige Weise:

- → Zunächst wirkt Nikotin anregend; Adrenalin wird ausgeschüttet, der Herzschlag beschleunigt sich und der Blutdruck steigt.
- → Die Blutgefäße ziehen sich zusammen. Das bewirkt, dass der Körper schlechter durchblutet wird.
- → Nikotin sorgt aber auch dafür, dass glücksfördernde Hormone ausgeschüttet werden, wie beispielsweise Dopamin, Serotonin und Endorphine. Es kommt im Gehirn zu einem Gewöhnungseffekt und schließlich „braucht" der Raucher das Nikotin, um sich wohlzufühlen. Der Weg in die Sucht ist vorprogrammiert – mit all den verheerenden Auswirkungen auf die Gesundheit.

Sie schaffen es – fangen Sie an!

Die meisten Raucher sind nikotinabhängig und rauchen weiter, obwohl sie über die schädigenden Folgewirkungen ihres Verhaltens Bescheid wissen. Die Nikotinabhängigkeit ist eine chronische Suchterkrankung, die oft nur mit Behandlung erfolgreich beendet werden kann.

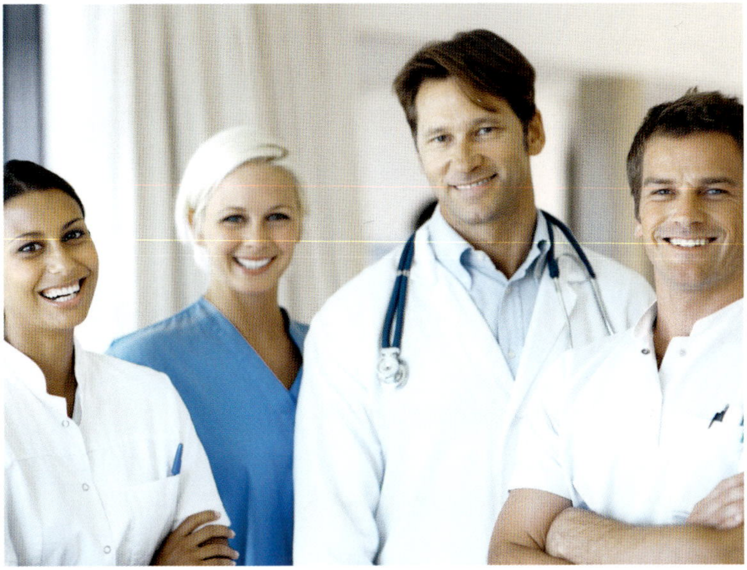

Es gibt spezielle Fachleute, die Ihnen helfen können, mit dem Rauchen aufzuhören

Holen Sie sich professionelle Hilfe ...

... bei einem Rauchertherapeuten

Viele Ärzte haben die Ausbildung zum zertifizierten Rauchertherapeuten gemacht. Auf der Homepage der Ärztekammer unter *www.aerztekammer.at/nichtraucherschutz1,* aber auch unter *www.netdoktor.at* finden Sie eine Liste solcher Ärzte.

... bei Psychologen, Psychotherapeuten, Rauchstopp-Seminaren, Raucherambulanzen

Es gibt ein großes Angebot an Beratungsmöglichkeiten, Kursen, individuellen Gesprächen und Vorträgen von Psychologen und Psychotherapeuten. Rauchen wird auch oft zur Stressbewältigung und Stimmungsaufhellung genützt oder ist Teil geselligen Beisammenseins. Daher zielen die meisten Behandlungen auf eine Verhaltensänderung ab. Mit Unterstützung wird gelernt, den Alltag auch ohne Zigarette zu bewältigen.

Spezialisierte Psychologen finden Sie beim Berufsverband der Psychologen unter *www.boep.at* und auf *www. psychologie.at.*

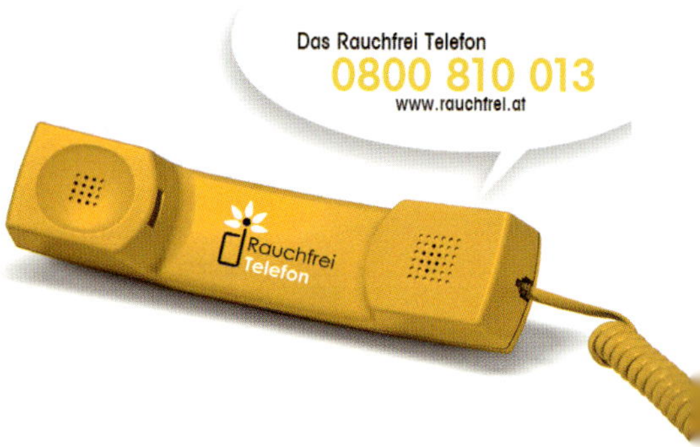

... beim Rauchertelefon

Eine einfache Möglichkeit zur Unterstützung bietet das **Rauchertelefon**, eine Initiative der Sozialversicherungsträger, der Bundesländer und des Bundesministeriums für Gesundheit. Unter **0800 810 013** erhalten Sie von Montag bis Freitag zwischen 10.00 und 18.00 Uhr Information und umfangreiche Beratung zum Rauchstopp.
Speziell ausgebildete klinische und Gesundheitspsychologen beraten Sie österreichweit am Telefon. Auf Wunsch werden Sie mit bis zu sieben Folgegesprächen bei der Planung und Umsetzung des Rauchstopps begleitet.

Das Angebot des Rauchertelefons:
- → telefonische Beratung zur Tabakentwöhnung
- → Unterstützung und Begleitung beim Start in die Rauchfreiheit
- → Nachbetreuung in Rückfallkrisen
- → Informationen rund ums Thema Rauchen
- → österreichweite Schnittstelle zur Weitervermittlung an öffentliche Angebote

Das erste Gespräch dient dazu, das Angebot zu erklären und die richtige Methode für Sie zu finden. Es werden bisherige Erfahrungen besprochen sowie individuelle Ziele, Erwartungen und die Motivation zum Rauchstopp erfragt.
Einen Schwerpunkt beim Erstgespräch bildet die Erhebung des Rauchverhaltens für eine individuelle Beratung. Gemeinsam mit den Experten des Rauchertelefons werden dann Strate-

gien und Verhaltensalternativen für typische Rauchsituationen entwickelt. Auch wird besprochen, wie man reagieren soll, wenn ein unstillbares heftiges Verlangen nach einer Zigarette auftritt, wie man sich ernähren soll, um nach dem Rauchstopp nicht zuzunehmen, welche medikamentöse Unterstützung es gibt etc. Nach Abschluss der Beratung besteht natürlich jederzeit die Möglichkeit, wieder beim Rauchertelefon anzurufen und sich Unterstützung in schwierigen Situationen zu holen.

Rauchfrei per Mausklick

Auf *www.rauchfrei.at* und *www.endlich-aufatmen.at* finden Sie rund um die Uhr weiterführende Informationen zum Thema Rauchen sowie Tipps und Tricks zum Rauchstopp.
Im Diskussionsforum können Sie persönliche Erfahrungen zum Thema austauschen. Weitere Unterstützung erhalten Sie durch ein Online-Entwöhnprogramm – Einstieg über die Homepage.

Bessere Chancen durch Unterstützung beim Rauchstopp

Die ersten Schritte zum Nichtraucher

Warum soll ich eigentlich mit dem Rauchen aufhören? Diese Frage stellt sich jeder Raucher, der ans Aufhören denkt oder dem dazu geraten wird. Die Argumente für einen Rauchstopp:

→ *Sie tun sich selbst damit viel Gutes, weil Sie Ihre Gesundheit unterstützen:* Schon zwei Tage ohne Zigaretten und das Herzinfarktrisiko sinkt, ein Monat ohne Glimmstängel und die morgendlichen Hustenanfälle werden im Laufe der Zeit deutlich weniger *(siehe auch Kasten auf S. 172 „So wirkt sich ein Rauchstopp auf Ihre Gesundheit aus")*. Weiters können Sie durch den Rauchverzicht das Fortschreiten einer COPD in einem frühen Stadium stoppen oder in einem späteren Stadium zumindest deutlich verzögern.

→ *Sie sparen eine Menge Geld:* Legen Sie die Euro-Münzen, die Sie normalerweise jeden Tag für Zigaretten ausgeben, konsequent auf die hohe Kante: Am Monatsende nehmen Sie den gesammelten Betrag und gönnen sich etwas, das Ihnen Freude macht.

→ *Persönliche Motive:* Vorbildwirkung für die Kinder, der Wunsch, frei von der Sucht zu sein, ...

Viele Menschen sind tatsächlich fest entschlossen, mit dem Rauchen aufzuhören. Die eigene Motivation ist zwar Grundvoraussetzung für eine erfolgreiche Rauchertherapie, dennoch reicht der Wille oder der Wunsch allein oft nicht aus.
Die Nikotinabhängigkeit ist eine chronische Suchterkrankung. Mit Hilfe und Unterstützung stehen die Chancen für ein rauchfreies Leben besser, als wenn man den Rauchstopp ganz auf eigene Faust in Angriff nimmt. Sowohl die psychischen als auch die körperlichen Aspekte der Entwöhnung sind mit professioneller Hilfe von Experten besser in den Griff zu bekommen.

Was mit dem Tabakentwöhnungsexperten besprochen werden sollte:

→ warum Sie jetzt aufhören möchten
→ welche Hilfestellungen oder Hürden Sie für den Rauchstopp erwarten
→ welcher konkrete Tag für den Rauchstopp geeignet ist
→ in welchen Situationen Sie rauchen, in welchen Sie rauchfrei sein können
→ welche Vorteile Sie sich durch den Rauchstopp erhoffen

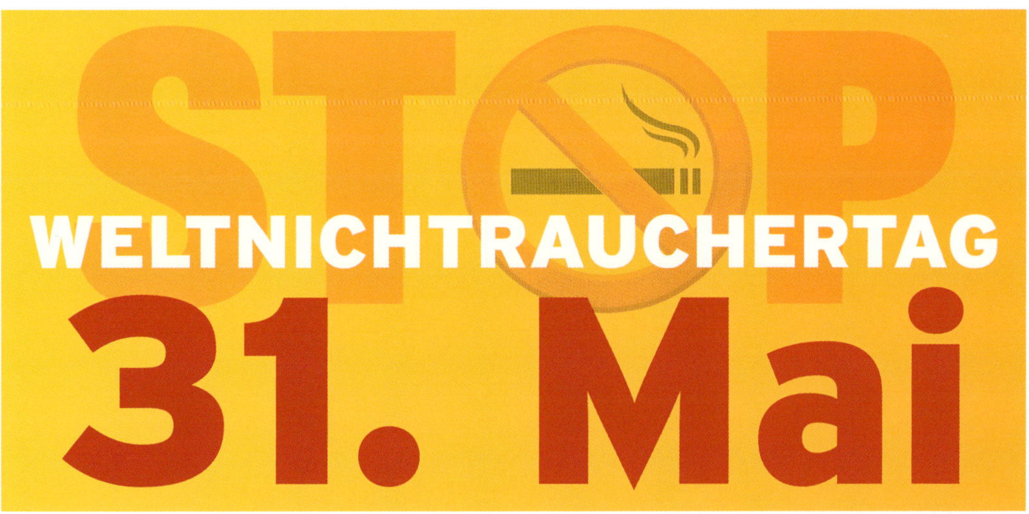

Auf dem Weg zum Nichtraucher kann das Führen eines Rauchertagebuchs sehr hilfreich sein.

Wie merkt man, ob man abhängig ist?

Beantworten Sie für sich folgende Fragen:

- **Haben Sie schon einmal 24 Stunden aufs Rauchen vergessen?**
  Ein oder zwei Stunden bedeuten vermutlich kein Problem, bei einer spannenden oder wichtigen Betätigung vielleicht sogar drei oder vier Stunden. Aber einen ganzen Tag? Wenn Sie schon mehrmals aufs Rauchen vergessen haben, gehören Sie zu den wenigen Rauchern, die nicht oder kaum abhängig sind. Andernfalls zählen Sie zur großen Mehrheit der mehr oder weniger stark abhängigen Raucher.
- **Wie viele Zigaretten rauchen Sie täglich?**
  Weniger als 10 sind ein Indiz für geringe Abhängigkeit. Mehr als 30 Zigaretten pro Tag sowie tiefes Inhalieren sind hingegen ein Hinweis auf hohe Abhängigkeit.
- **Wann rauchen Sie Ihre erste Zigarette?**
  Gleich nach dem Aufstehen? Oder erst nach dem Frühstück bzw. noch später?
  Je früher Sie nach dem Aufstehen zur Zigarette greifen und je höher Ihr Zigarettenkonsum ist, desto höher ist der Grad Ihrer körperlichen Nikotinabhängigkeit.

Wie wird man abhängig?

Die meisten Raucher beginnen in der Pubertät, oft nur aus Neugierde oder auch, weil die Freunde rauchen. Einige müssen schon nach wenigen Tagen feststellen, dass der Körper mit Entzugssymptomen reagiert, wenn sie nicht mehr rauchen. Bei der Mehrzahl der Raucher dauert es jedoch einige Wochen bis Monate, bei manchen sogar Jahre, bis sie diese Erfahrung machen müssen. Abhängigkeit ist keine Willenssache, sondern die Reaktion des Körpers auf die Signale, die ein Suchtstoff, in diesem Fall das Nikotin, aussendet. Ob man abhängig wird oder nicht, kann man sich in der Regel nicht aussuchen.

Ein Rauchertagebuch kann helfen

Auf dem Weg zum Nichtraucher kann es hilfreich sein, das eigene Rauchverhalten zu kennen. Daher sollten Sie sich fragen:

→ Wie viele Zigaretten rauche ich tatsächlich pro Tag?
→ In welchen Momenten rauche ich?
→ Was sind die auslösenden Faktoren für den Griff zur Zigarette?
→ Rauche ich zur Beruhigung oder zur Anregung? In Stresssituationen oder auch bei schlechter Stimmung?
→ Ist es für mich leicht möglich, einzelne Zigaretten wegzulassen?

Die Antworten auf diese Fragen können Sie täglich in ein Rauchertagebuch eintragen. So erhalten Sie rasch einen Überblick, in welchen Situationen und mit welchem Ziel (Beruhigen oder Aufputschen) Sie zur Zigarette greifen. Sobald das geklärt ist, ist es Zeit für eine Gegenmaßnahme!

Der Rauchstopp-Tag

Legen Sie einen bestimmten Tag in den nächsten zwei bis drei Wochen für den Start in Ihr Leben als Nichtraucher fest. Das gibt Ihnen Gelegenheit, sich und Ihre Umgebung auf diese Veränderung vorzubereiten. Ab diesem Zeitpunkt wird nicht mehr geraucht! Wenn Sie sich also zum Rauchstopp entschließen, ist es wichtig, dass Sie dafür eine Zeit wählen, in der im Beruf alles rund läuft und Sie auch privat keine besonderen Belastungen erwarten. Eine gute Vorbereitung auf diesen Tag ist besonders wichtig:

- Machen Sie Ihre Umgebung rauchfrei (alle Zigaretten entsorgen, Aschenbecher wegräumen, evtl. verrauchte Vorhänge waschen, ...).
- Planen Sie rauchfreie Aktivitäten für den Beginn Ihrer rauchfreien Zeit.
- Geben Sie Ihrer Umgebung Bescheid, dass Sie ab dem Tag X rauchfrei leben.
- Machen Sie sich Ihre Motive für den Rauchstopp klar und überlegen Sie eine Belohnung, wenn Sie es geschafft haben, rauchfrei zu werden und zu bleiben.
- Meiden Sie in der ersten Zeit Kaffee und Alkohol.
- Besorgen Sie sich bei Bedarf Nikotinersatzpräparate.

Nach fünf Tagen ist das Schwerste überstanden.

Der körperliche Entzug ist in der Regel nach zwei bis drei Wochen abgeschlossen. Schwierig ist die Umstellung vor allem in den ersten fünf Tagen. Danach hat man meist das Schlimmste überstanden und die positiven Auswirkungen des Rauchstopps machen sich schon deutlich bemerkbar (z.B. intensiverer Geruchs- und Geschmackssinn, besseres allgemeines Wohlbefinden).

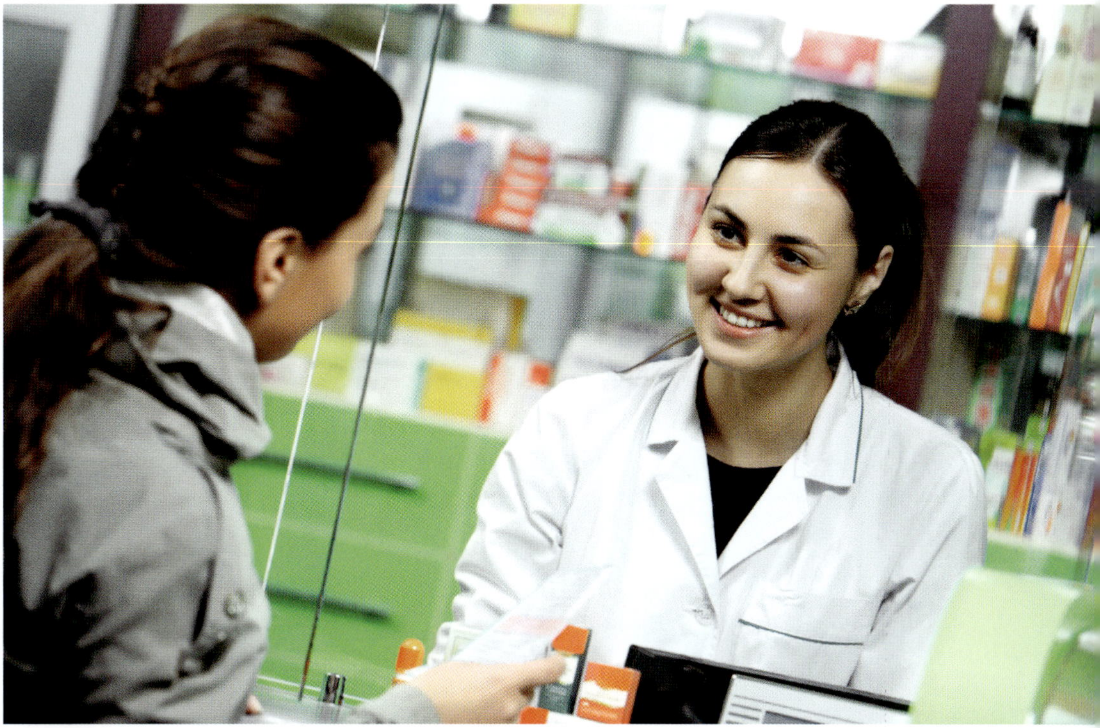

Nikotinersatz und Medikamente

In der Raucherentwöhnung gibt es Hilfsmittel wie beispielsweise Nikotinersatztherapie und Medikamente:

Bei der **Nikotinersatztherapie** wird Nikotin, das für die Zigarettenabhängigkeit verantwortlich ist, ohne die anderen schädlichen Rauchinhaltsstoffe des Rauchens zugeführt. Damit können Entzugserscheinungen gemildert bzw. gänzlich vermieden werden.

Die Höhe der Dosierung ergibt sich aus der Zahl der täglich gerauchten Zigaretten. Am Anfang muss die durch die Nikotinersatztherapie aufgenommene Menge möglichst jene Menge ersetzen, die zuvor durch das Rauchen aufgenommen wurde. Mit Nikotinersatz werden die Erfolgschancen des Rauchausstiegs verdoppelt! Wird eine Nikotinersatztherapie richtig angewandt, sind 34% der ehemaligen Raucher noch nach einem Jahr „rauchfrei".

Die verschiedenen Präparate ermöglichen eine individuelle Therapie und sind alle untereinander kombinierbar:

- Der **Kaugummi** ist besonders bei akuten Entzugserscheinungen geeignet; außerdem beruhigt das Kauen. Nach dem Kauen sollte der Kaugummi noch einige Minuten gegen die Innenseite der Wange gepresst werden, um eine verlängerte Freisetzung des Nikotins zu ermöglichen. 15 Minuten vor und nach Einsatz des Kaugummis weder essen noch Kaffee oder Säfte trinken, um die Aufnahme des Nikotins nicht zu reduzieren.
- Der **Inhalator** ist für all jene das richtige Produkt, denen das „Paffen" und das „Hand-zu-Mund-Ritual" wichtig sind.
- Für Raucher, die es gewohnt sind, gleichmäßig über den Tag verteilt zu rauchen, ist vor allem das **Pflaster** geeignet, um das Verlangen nach einer Zigarette zu unterdrücken.
- Wer die Raucherentwöhnung lieber diskret bekämpfen möchte, für den empfiehlt sich eine **Lutschtablette,** die unter die Zunge gelegt wird.

In weiterer Folge kann die Dosis der Nikotinersatzpräparate parallel mit dem Rückgang der Entzugssymptome **stufenweise** – über etwa zwei bis sechs Wochen – **reduziert** werden. Die Dauer der Nikotinersatztherapie sollte acht bis längstens zwölf Wochen betragen.

Wie hoch soll man Nikotinersatz dosieren?

Der Nikotinersatz kann zwar selbst gesteuert werden, doch müssen die richtige Anwendung und die geeignete Dosierung vom Arzt verordnet werden. Denn durch zu raschen Einsatz von Nikotinersatz und durch Verschlucken kann es zu Übelkeit und Überdosierungserscheinungen kommen. Aus diesem Grund sollte man sich genau an die vorgeschriebene Dosierung halten. Außerdem muss die Kombination von Nikotiner-

satz und gleichzeitigem Rauchen wegen der Dosissteigerung unbedingt vermieden werden!
Eine ausreichende Dosierung ist aber wichtig, um Entzugserscheinungen und Rückfälle erfolgreich zu vermeiden. Halten Sie sich in jedem Fall an die Dosierung, die Ihnen Ihr Arzt verschrieben hat, weil bei falschen Dosierungen Nebenwirkungen auftreten, die Sie vom Entzug abhalten könnten. Leiden Sie trotz Nikotinersatz unter starken Entzugserscheinungen, sprechen Sie das beim Arzt an!

Nicht gleichzeitig rauchen und Nikotinersatz verwenden!

Für wen sind Nikotinersatztherapien nicht geeignet?

Das können Arzt und Apotheker aufgrund Ihrer gesundheitlichen Verfassung und Ihrer Krankengeschichte beurteilen. Daher vor Beginn der Therapie unbedingt fachlichen Rat einholen!

Welche Medikamente helfen beim Rauchstopp?

Für die **medikamentöse Raucherentwöhnung** stehen verschiedene Wirkstoffe zur Verfügung. So ist etwa *Bupropion* ein Antidepressivum in Tablettenform, das bei tabakabhängigen Rauchern ab einem Alter von 18 Jahren in Kombination mit einer Raucherentwöhnung eingesetzt wird. Einerseits mindert das Präparat die Entzugssymptomatik, andererseits hemmt es das Verlangen, zu rauchen.
Ein anderes Medikament ist *Vareniclin*. Es bindet im Gehirn bestimmte Überträgerstoffe, die bei Rauchern die Sucht fördern.

Die Nikotinersatztherapie und die medikamentöse Raucherentwöhnung sind wirkungsvoller, wenn sie mit Beratung und verhaltenstherapeutischen Maßnahmen kombiniert werden. Verhaltenstherapie sollte ein fixer Bestandteil der Raucherentwöhnung sein!

Tipps für den ersten rauchfreien Tag

Wird das Verlangen nach einer Zigarette stark, so denken Sie ganz fest daran, dass dieses Gefühl vorübergehen wird. Atmen Sie tief ein und halten Sie an folgenden Gedanken fest: Sie schaffen es gerade jetzt in diesem Moment, nicht zu rauchen. Sie machen das ganz toll! Das ist ein Riesenerfolg!
Erinnern Sie sich, warum Sie mit dem Rauchen aufhören wollen, das bestärkt Sie in Ihrem Vorhaben. Greifen Sie zu den Nikotinersatzprodukten, um die Entzugssymptome zu lindern.

So schaffen Sie es, durchzuhalten

Überlegen Sie, was Sie am Rauchen stört. Zum Beispiel: der Geruch, die gesundheitlichen Folgeschäden, dass Sie so schnell außer Atem kommen, der starke Husten nach dem Aufwachen, die Kosten, das ewige Suchen nach Zigaretten oder Feuerzeug etc. So steigern Sie Ihre eigene Motivation, den Weg zum Nichtraucher durchzuhalten.
Wenden Sie ein Nikotinersatzmittel an, nehmen Sie die vom Arzt verordneten Medikamente.

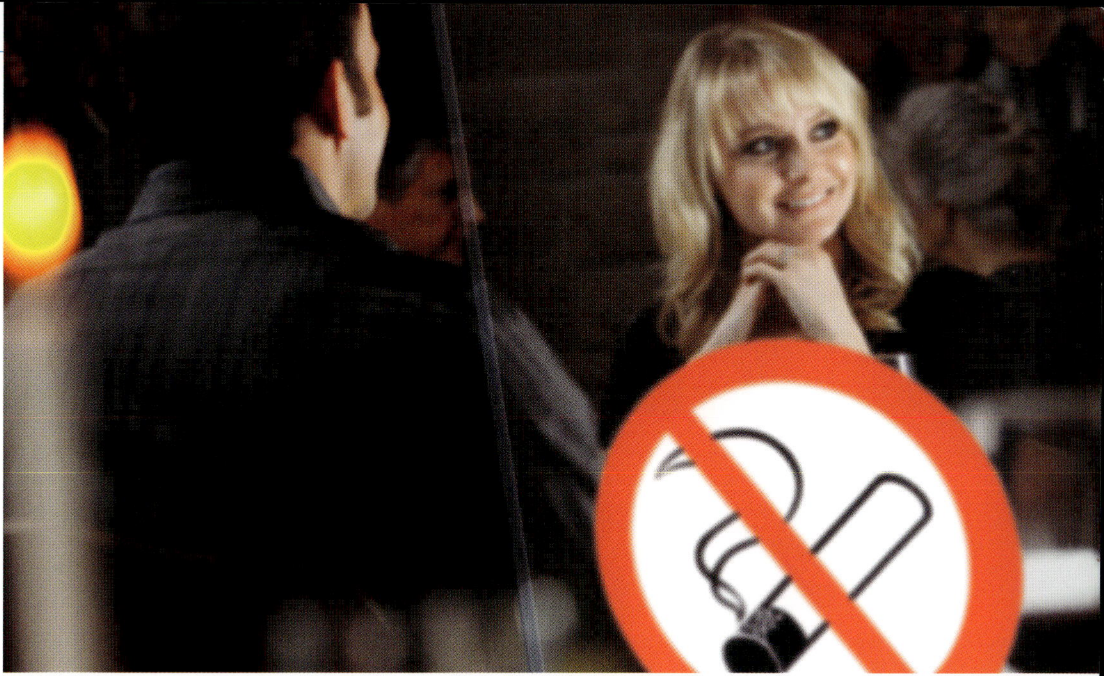

Wenn Sie sich gerade das Rauchen abgewöhnen, suchen Sie bewusst den Nichtraucherbereich auf

Besonders nach dem Essen verspüren viele Ex-Raucher Gusto nach dem Glimmstängel. Was kann man dagegen tun?

Folgende Maßnahmen können helfen, diese heikle Situation zu bewältigen:

→ Stehen Sie sofort vom Tisch auf und machen Sie Bewegung, atmen Sie bewusst ein und aus.

→ Lutschen Sie ein zuckerfreies Bonbon oder nehmen Sie zuckerfreien Kaugummi, gönnen Sie sich ein Stück Obst, ...

→ Trinken Sie viel Wasser oder andere alkoholfreie und ungezuckerte Getränke.

→ Lesen Sie ein paar Zeilen in einem Buch, das Sie gerade fasziniert.

→ Genießen Sie die paar freien Minuten, die nur Ihnen gehören und nicht der Zigarette.

→ Setzen Sie Nikotinpräparate ein, bevor der Gusto spürbar wird.

→ Legen Sie Alternativen fest für Situationen, in denen Sie normalerweise zur Zigarette greifen würden. Wer unter Stress raucht, für den empfehlen sich beispielsweise Entspannungsübungen oder sportliche Aktivitäten.

Die Sache mit dem Zunehmen ...

„Werde ich zunehmen, wenn ich mit dem Rauchen aufhöre?" Dies ist eine häufige Sorge der Betroffenen. Dazu konkrete Zahlen: Ein Drittel der Menschen, die nicht mehr rauchen, nimmt zu, ein Drittel hält das Gewicht und das übrige Drittel nimmt sogar ab.
Wenn Sie mit dem Rauchstopp auch Ihre Ernährung umstellen und darauf achten, fettarm sowie täglich Obst und Gemüse zu essen und wenig Alkohol zu trinken, so tun Sie nicht nur viel für Ihr Wohlbefinden, sondern wirken auch der Gewichtszunahme entgegen. Wer sich außerdem regelmäßig bewegt, nimmt längerfristig gesehen sogar ab.

Versager gibt es nicht!

Rückfälle sind häufig, aber kein Grund, aufzugeben.

Sie haben es also beim ersten Mal nicht geschafft, mit dem Rauchen aufzuhören und sind rückfällig geworden. Sind Sie jetzt ein Versager? Nein! Rückfälle kommen häufig vor, sogar bei willensstarken Personen. Sie sind kein Grund, aufzugeben. Lassen Sie sich dadurch nicht entmutigen! Sie haben nicht „versagt", sondern es hat einfach noch nicht geklappt. Aber das wird es in Zukunft! Besprechen Sie mit Ihrem Arzt oder Psychologen, was dazu geführt hat, dass Sie wieder geraucht haben (z.B. abendliches Ausgehen mit rauchenden Freunden, die Zigaretten anbieten, ist in der ersten Zeit fast immer eine Falle für frische Ex-Raucher), und nutzen Sie dieses Wissen für den nächsten Anlauf. Probieren Sie es mit Unterstützung nochmals! Rauchen ist eine Sucht und diese von heute auf morgen abzulegen ist eine extrem schwierige Aufgabe, die meist mehrerer Anläufe bedarf.

Zusammenfassung: Tipps zum Durchhalten

→ *Belohnen Sie sich selbst! Jeder Tag ohne Zigarette ist ein Schritt in die richtige Richtung.*

→ *Rechnen Sie sich zum Beispiel aus, wie viel Geld Sie ohne Zigarettenkauf sparen, und erfüllen Sie sich mit dem gesparten Geld besondere Wünsche.*

→ *Die Dauer der Nikotinersatztherapie sollte acht bis längstens zwölf Wochen betragen.*

→ *Tragen Sie Nikotinersatzpräparate immer bei sich, um Rückfälle zu vermeiden (auch nach Ende der Therapie).*

→ *Bewegen Sie sich mehr (mindestens 3x pro Woche je 35 Minuten) und achten Sie auf eine ausgewogene Ernährung – so können Sie Ihr Gewicht halten.*

→ *Entfernen Sie auf jeden Fall Aschenbecher aus Ihrer Umgebung, um nicht ständig ans Rauchen erinnert zu werden. Suchen Sie bewusst Nichtraucherzonen in Lokalen auf. Am Arbeitsplatz wechseln Sie sofort von einem Raucherzimmer (falls es die noch gibt) in ein Nichtraucherzimmer. Bestehen Sie darauf – Sie haben ein Recht darauf, in rauchfreier Umgebung zu arbeiten! Falls Sie jemand fragt, ob es Ihnen etwas ausmacht, dass in Ihrer Umgebung geraucht wird, sagen Sie ja! Vermeiden Sie das Zusammensein mit Rauchern.*

→ *Gewinnen Sie eine Person, die gemeinsam mit Ihnen aufhört. Das spornt zusätzlich an.*

→ *Manche Raucher nehmen zur Unterstützung beim Rauchstopp auch Maßnahmen wie Hypnose oder Akupunktur in Anspruch. Wie erfolgreich diese Unterstützung ist, variiert jedoch von Person zu Person und lässt sich nicht vorhersagen.*

So wirkt sich ein Rauchstopp auf Ihre Gesundheit aus:

nach 20 Minuten	→ Herzschlagfrequenz und Körpertemperatur normalisieren sich.
nach 12 Stunden	→ Der Kohlenmonoxidspiegel im Blut sinkt. Generell ist nun wieder mehr Sauerstoff als Kohlenmonoxid im Blut.
nach 24 Stunden	→ Das Herzinfarktrisiko sinkt.
nach 48 Stunden	→ Geruchs- und Geschmackssinn verfeinern sich.
nach 2 Wochen	→ Der Blutkreislauf stabilisiert sich. → Die Lungenfunktion kann sich verbessern.
nach 1–9 Monaten	→ Hustenanfälle gehen zurück, ebenso die Verstopfung der Nasennebenhöhlen sowie Abgeschlagenheit und Kurzatmigkeit. → In der Lunge fangen die Flimmerhärchen wieder an, normal zu arbeiten. Dadurch kann die Lunge mit Schleimabbau und Reinigung beginnen. → Die Infektionsgefahr sinkt.
nach 1 Jahr	→ Das Koronarinsuffizienzrisiko (Mangeldurchblutung der Herzkranzgefäße) ist nur noch halb so hoch wie bei Rauchern.
nach 5 Jahren	→ Das Schlaganfallrisiko sinkt allmählich wieder.
nach 10 Jahren	→ Das Risiko, an Mund-, Luft- oder Speiseröhrenkrebs zu erkranken, ist nur noch halb so hoch wie bei Rauchern.
nach 15 Jahren	→ Das Risiko einer Koronarinsuffizienz ist gleich dem eines Nichtrauchers.

Quelle: American Cancer Society

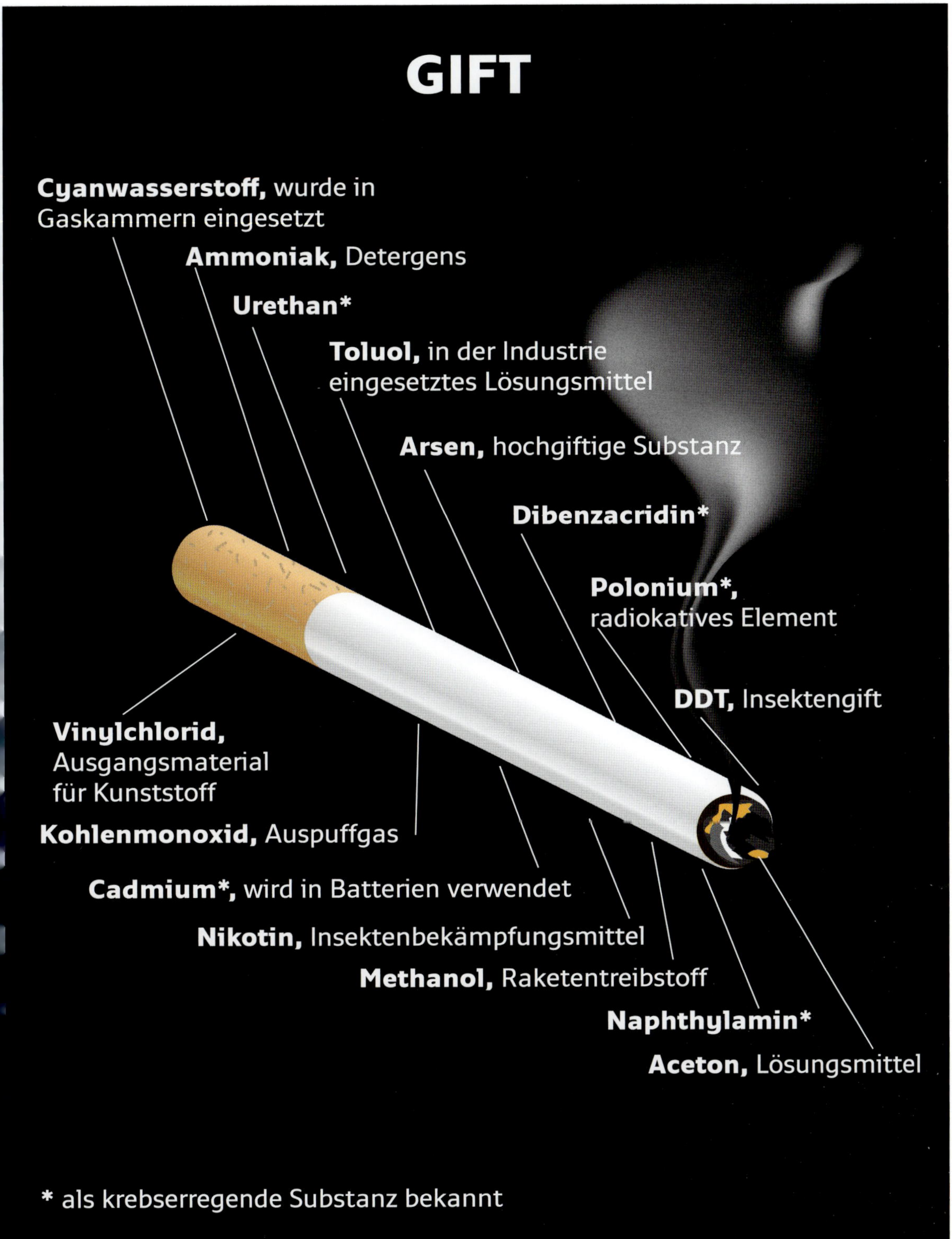
GIFT
Cyanwasserstoff, wurde in Gaskammern eingesetzt
Ammoniak, Detergens
Urethan*
Toluol, in der Industrie eingesetztes Lösungsmittel
Arsen, hochgiftige Substanz
Dibenzacridin*
Polonium*, radiokatives Element
DDT, Insektengift
Vinylchlorid, Ausgangsmaterial für Kunststoff
Kohlenmonoxid, Auspuffgas
Cadmium*, wird in Batterien verwendet
Nikotin, Insektenbekämpfungsmittel
Methanol, Raketentreibstoff
Naphthylamin*
Aceton, Lösungsmittel
* als krebserregende Substanz bekannt

4. Ernährung: Gewicht normalisieren, Lebensqualität gewinnen

Sowohl Über- als auch Untergewicht haben großen Einfluss auf die Lebensqualität von Patienten mit Atemwegserkrankungen. Während Untergewicht oft die Folge der Erkrankung ist, steht Übergewicht meist am Anfang. Was durchaus verständlich ist, denn: Wer schnell außer Atem kommt, bewegt sich weniger als bisher. Wer sich weniger bewegt, nimmt zu und wird schneller kurzatmig, bewegt sich folglich weniger ... Ein Teufelskreis, denn: Bei eingeschränkter Lungenfunktion bedeutet Übergewicht eine zusätzliche Last.

a) Übergewicht als Problem

Wenn Sie einige Kilos abnehmen, werden Sie rasch merken, dass Sie nicht so schnell außer Atem kommen. Sprechen Sie mit Ihrem Arzt übers Abnehmen und nutzen Sie die Möglichkeit einer Ernährungsberatung. Doch sollte im Sinne eines erfolgreichen Gewichtsverlusts jede Ernährungsumstellung auch mit regelmäßiger Bewegung einhergehen. Bei Bewegungsmangel verarbeiten die Muskeln weniger Kohlenhydrate und Fette, die der Körper früher oder später in seine Fettdepots abschiebt Je weniger man sich bewegt, umso langsamer wird der Stoffwechsel. Je mehr Muskelmasse man hingegen durch Bewegung aufbaut, umso besser funktioniert auch die Fettverbrennung.

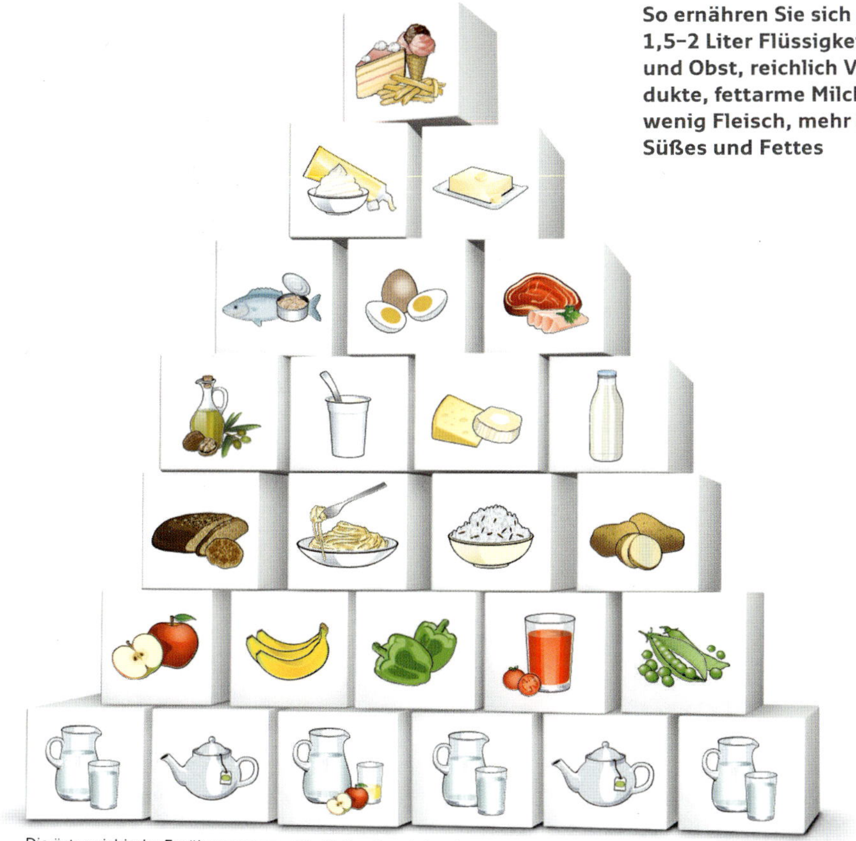

So ernähren Sie sich richtig: 1,5–2 Liter Flüssigkeit, viel Gemüse und Obst, reichlich Vollkornprodukte, fettarme Milchprodukte, wenig Fleisch, mehr Fisch, wenig Süßes und Fettes

Die österreichische Ernährungspyramide: © Bundesministerium für Gesundheit

Wie kann man die Ernährung umstellen?

Abnehmen bedeutet immer, dass man weniger Energie zuführt, als der Körper verbraucht. Die tägliche Kalorienzufuhr sollte um 500–700 kcal reduziert und die Bewegung optimalerweise gesteigert werden.

Achten Sie bewusst darauf, sich nicht nur mit Essen zu belohnen, und bewegen Sie sich viel und regelmäßig.

So fällt Abnehmen leichter

Beim Abnehmen schickt das Fettgewebe Botenstoffe ins Gehirn, die ständig Hunger signalisieren. Das Einlegen von Pausen sowie gezielte Bewegung sind hilfreich, wenn sich der Körper gegen das Abnehmen wehrt.

→ Verzichten Sie nicht gänzlich auf Ihre Lieblingsspeisen. Essen Sie diese selten, aber mit Genuss.

→ Vergessen Sie nicht aufs Trinken. Oft ist es gar nicht Hunger, sondern Durst, der sich bemerkbar macht. Kalorienarme Getränke füllen den Magen.

→ Essen Sie langsam und kauen Sie sorgfältig, nie nebenbei essen!

→ Gehen Sie nicht hungrig einkaufen, sonst landen Lebensmittel im Einkaufswagen, auf die man normalerweise verzichtet. Besondere „Fallen" sind auch Sonderangebote: Dabei werden große Mengen an Lebensmitteln gekauft, die dann nur aus Angst, sie könnten verderben, verzehrt werden.

→ Wenn Sie zu rauchen aufhören, ist oft der Gusto nach Essbarem besonders groß. Achten Sie bewusst darauf, sich nicht mit Essen zu belohnen, und bewegen Sie sich viel und regelmäßig.

→ Für den kleinen Hunger unterwegs ist ein ungefülltes Kornweckerl ideal, auch Obst ist ein guter Wegbegleiter.

→ Beim Kochen messen Sie das Fett zum Braten am besten mit einem Löffel ab. Statt Obers Rahm oder Magerjogurt verwenden und Folie zum Garen nehmen.

→ Am Arbeitsplatz: Keine Süßigkeiten-Lade anlegen – der ideale Snack zwischendurch ist Obst oder Gemüse! Und machen Sie, während Sie essen, bewusst eine kleine Pause.

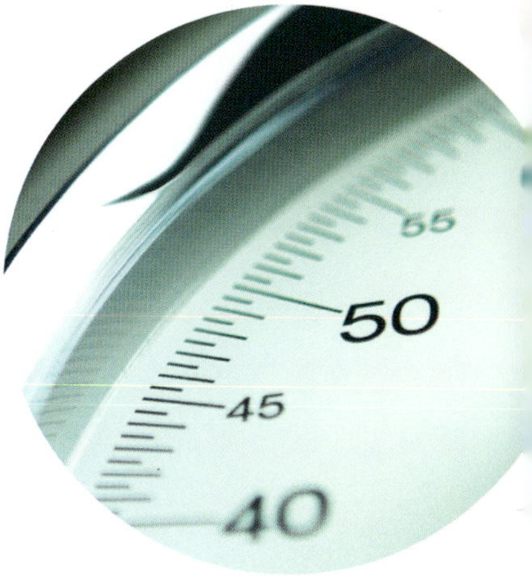

Viele COPD-Patienten verlieren unfreiwillig an Gewicht

b) Unfreiwilliger Gewichtsverlust durch COPD

COPD kann aufgrund des Entzündungsgeschehens den Körper so stark beanspruchen, dass es zu einem Energieverlust kommt; insbesondere verlieren Patienten in diesem Fall an Gewicht und Muskelmasse. Die Ursachen des häufig beobachteten Gewichtsverlusts bei COPD sind vielschichtig: Ein erhöhter Grundumsatz, die durch die Krankheit entstehende katabole (abbauende) Stoffwechsellage sowie die oft zu beobachtende Appetitlosigkeit sind Gründe, die alle dazu beitragen. Die empfohlene energiereiche Ernährung verbessert sowohl die Symptomatik als auch das Fortschreiten der COPD.

Vor allem im fortgeschrittenen Erkrankungsstadium leiden viele Patienten unter Atemnot. Das kostet Kraft, wodurch auch das Kauen der Mahlzeiten zur Schwerstarbeit wird. Man verzichtet also häufig auf diese zusätzliche Anstrengung und isst weniger.

Neben dem Kalorienmangel entsteht so auch ein Defizit an wichtigen Schutzvitaminen und entzündungshemmenden, abwehrstärkenden Stoffen. Die Ausgewogenheit der Ernährung ist hier besonders schwierig zu erhalten. Die Ernährung muss daher mit den richtigen kleinen Nahrungsmengen sorgfältig geplant werden, was für den Patienten allein meist nicht möglich ist. Daher sollte unbedingt eine Ernährungsberatung in Anspruch genommen werden. Zusätzlich ist ein richtiges Training des Essverhaltens wichtig.

So können Sie gegensteuern:

- → langsam essen
- → kleine Bissen zu sich nehmen
- → mehrere kleine Mahlzeiten über den Tag verteilen
- → weiche Kost
- → eiweißreiche Nahrung
- → Anreicherung der Speisen mit Milchprodukten, hochwertigen Ölen und Maltodextrin (in der Apotheke erhältlich)
- → Gelingt es damit nicht, genügend Gewicht zuzunehmen, so ist es möglich, auf spezielle zuckerbasierte oder kalorien- und eiweißreiche Zusatznahrung (in Apotheken, Drogerien, aber auch in manchen Supermärkten erhältlich) zurückzugreifen, die den Körper mit Energie und die Muskeln mit Eiweiß versorgt. Solche Zusatzprodukte, die eine bilanzierte Zusatzernährung darstellen, sind auch als „Astronautenkost" bekannt.
- → Die empfohlene energiereiche Ernährung verbessert sowohl die Symptomatik als auch das Fortschreiten der COPD.
- → Allerdings ist es auch bei Untergewicht von großer Bedeutung, die verlorene Muskelmasse wieder aufzubauen. Dies geschieht durch gezieltes Muskeltraining, das also nicht nur als Maßnahme gegen Übergewicht, sondern auch für untergewichtige Patienten eine wesentliche Rolle spielt. Zusätzlich verbessert und erhält regelmäßige Bewegung die Mobilität und damit die Lebensqualität.

Obst, Gemüse und Soja für COPD-Patienten

Nicht nur das Ausmaß der Nahrung (im Hinblick auf Über- oder Untergewicht) ist grundsätzlich, insbesondere aber für COPD-Patienten wichtig, sondern natürlich auch die Zusammensetzung. Eine gesunde Mischkost sollte die Grundlage sein, jedoch hat sich die vermehrte Zufuhr bestimmter Nahrungsmittel in verschiedenen Studien für COPD-Betroffene als besonders positiv herausgestellt. Dazu zählen Obst und Gemüse, vor allem jene Sorten (z.B. Brokkoli, Tomaten), die so genannte Antioxidanzien und sekundäre Pflanzenstoffe enthalten. Antioxidanzien sind jene Vitamine und Nährstoffe, die freie Radikale (aggressive, schädigende Sauerstoffmoleküle im Körper) neutralisieren. Sekundäre Pflanzenstoffe sind Substanzen in Pflanzen, die für deren Schutz und Gesunderhaltung sorgen.

Diese praktischen Empfehlungen sind jedoch generell als Lebensstilberatung zu sehen und auch nur Erfolg versprechend, wenn man diese Ernährung langfristig zuführt. Der Erfolg kann allerdings vom Patienten selbst beurteilt werden.

In einer deutschen Studie zeigten sich außerdem mögliche positive Effekte durch Sojazufuhr, wie etwa eine Verringerung der Atemnot. Japanische Forscher fanden sogar heraus, dass durch hohen Sojakonsum der Verlust der Lungenfunktion gebremst wurde (in einer japanischen Population). Allerdings besteht hier noch großer Forschungsbedarf.

Wichtig ist auch, ausreichend zu trinken. Flüssigkeitsmangel wirkt sich nämlich u.a. auf die Herzleistung und die Durchblutung der Organe aus. Daher können sich bei COPD-Patienten Begleiterkrankungen durch Trinkmangel verschlechtern.

Ihre Fragen – unsere Antworten

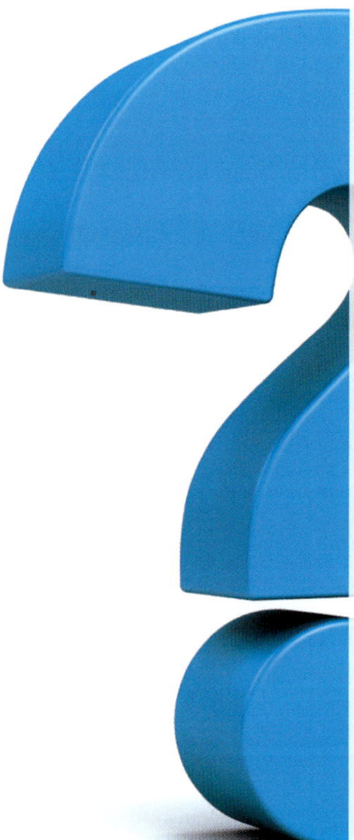

→ *Warum genügt die Behandlung mit Medikamenten nicht? Warum muss der Patient selbst mitarbeiten?*

Medikamente sind zwar sehr wichtig, um die Beschwerden einer COPD zu lindern. Allerdings muss der Körper zusätzlich gewisse Voraussetzungen erfüllen, wenn man das Fortschreiten der Krankheit bremsen und eine gute Lebensqualität erhalten will. Diese Voraussetzungen können nur Sie selbst schaffen: Kraft, Ausdauer, keine Belastung durch Übergewicht und: KEINE WEITERE SCHÄDIGUNG DER LUNGE DURCH RAUCHEN!

→ *Was sollte man tun, wenn man nach einer Raucherentwöhnung wieder rückfällig wird?*

Einen neuen Anlauf starten! Rauchen ist eine Sucht, die man oft nicht von heute auf morgen loswird. Viele Raucher brauchen mehrere Entwöhnungsversuche, bis es endlich klappt. Mit Unterstützung durch Rauchertherapie und Nikotinersatz geht es übrigens leichter! Auch andere alternative Behandlungsmaßnahmen können helfen.

→ *Was hat mein Gewicht mit COPD zu tun?*

Übergewicht bedeutet eine zusätzliche Last, die das Atmen noch erschwert. Wer ein paar überflüssige Kilos loswird, kommt nicht mehr so schnell außer Atem. Untergewicht hingegen schwächt den gesamten Körper und macht anfällig für zusätzliche Infektionen. Der Körper hat nicht die Kraft, mit der Krankheit fertig zu werden.

→ *Gibt es Tricks, die das Atmen erleichtern?*

Ja, es gibt sehr wirksame Techniken, die das Atmen wie auch das Abhusten von Schleim erleichtern. Dazu gehören beispielsweise die so genannte Lippenbremse und der Kutschersitz.

→ *Wie kann ich Bewegungstraining machen, wenn mir doch schon bei einem Spaziergang die Luft ausgeht?*

Je trainierter Sie sind, umso seltener werden Sie in Atemnot geraten. Das Training beginnt mit kurzen, ganz einfachen Einheiten, abgestimmt auf den jeweiligen Patienten, und wird alle sechs Wochen leicht gesteigert. So erhöhen Sie Ihre Leistungsfähigkeit zunehmend. Ein trainierter Körper kommt mit weniger Sauerstoff aus; das bedeutet weniger Atemarbeit, weniger Atemnot und mehr Leistungsfähigkeit.

→ *Darf ich in einem Fitnessstudio trainieren?*

Das Gros der COPD-Patienten ist sehr wohl in der Lage, ein Fitnessstudio zu besuchen und dort unter Anleitung von geschultem Personal regelmäßig Krafttraining zu absolvieren. Wer Sauerstoff benötigt, braucht jedoch ein medizinisches Fitnessprogramm.

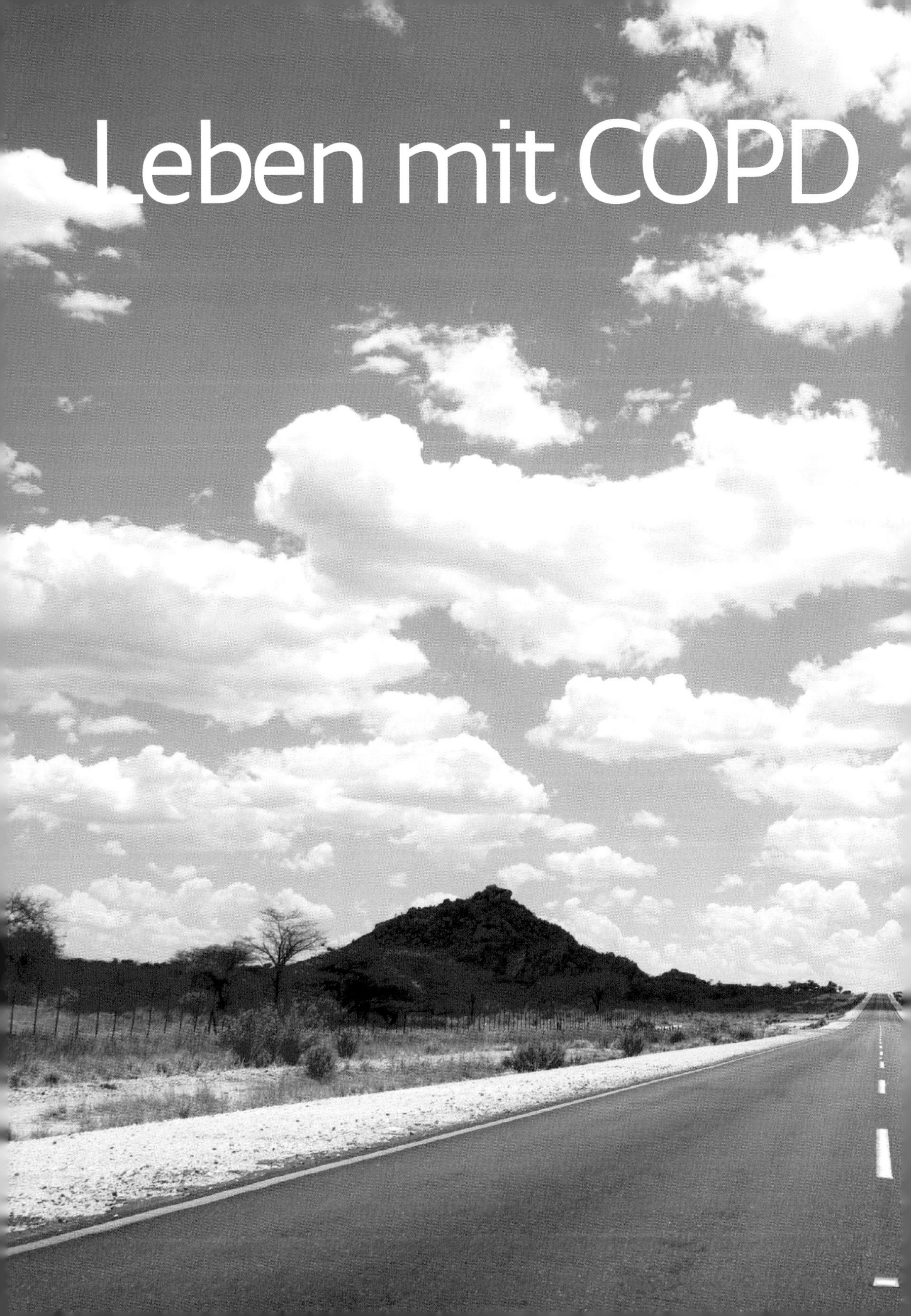
Leben mit COPD

KAPITEL 7

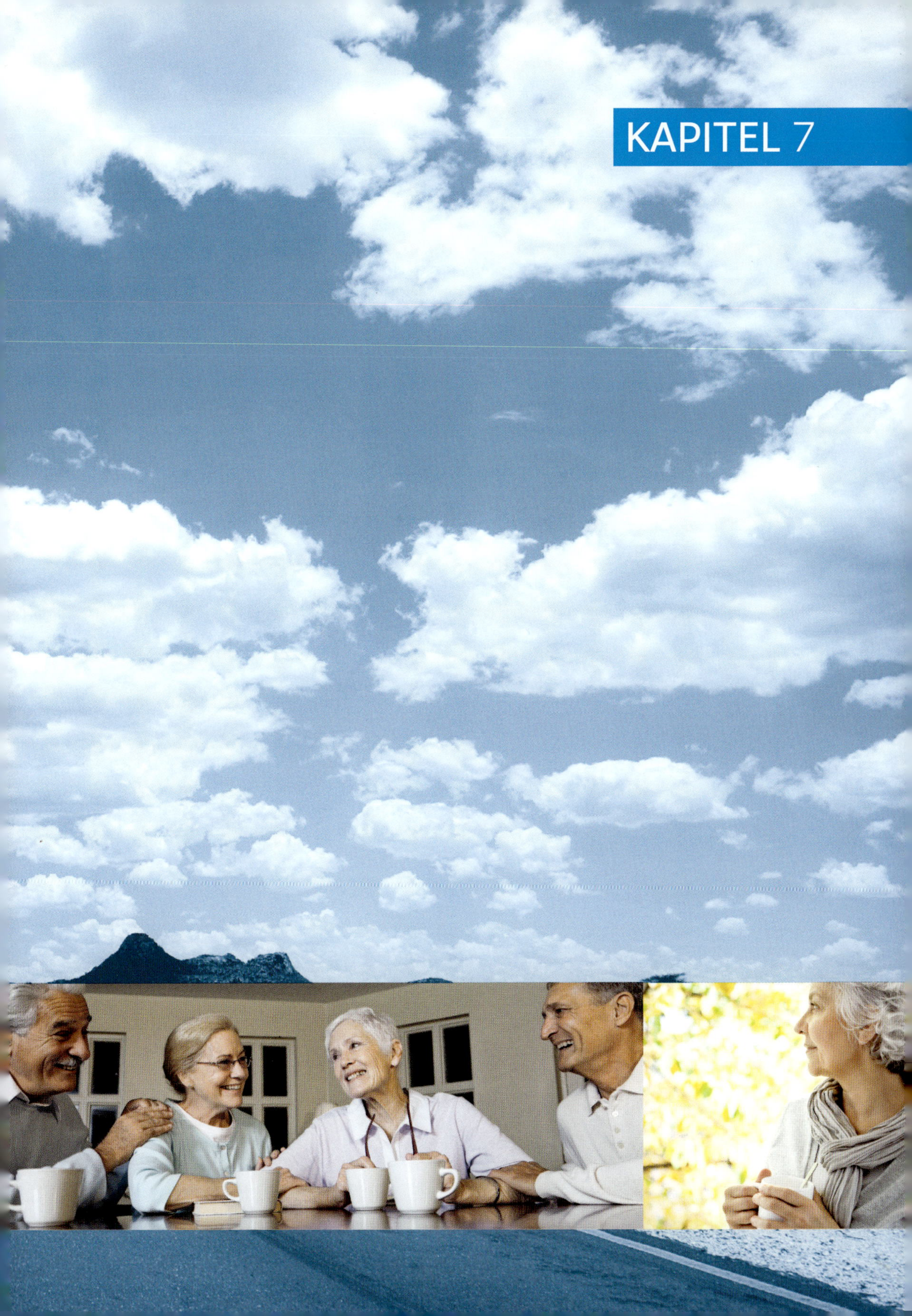

COPD im Alltag

Am Anfang standen für Werner Verzweiflung und Unsicherheit. Danach kamen die Euphorie und der starke Wille, selbst zur Behandlung seiner COPD möglichst viel beizutragen. Nun ist in seinem Leben der Alltag eingekehrt. Ein Alltag, den er zwar gut bewältigt, der sich durch die Krankheit aber auch verändert hat.

So hat er gelernt, Prioritäten zu setzen, Stress zu reduzieren und mehr auf seinen Körper zu hören. Außerdem ist sein Lebensrhythmus langsamer geworden, dafür nimmt er viele Dinge bewusster wahr.

Aber Werner hat auch Angst vor Problemen, die eventuell auf ihn zukommen könnten.

In seiner Selbsthilfegruppe beobachtet er bei vielen Betroffenen immer wieder Phasen von Niedergeschlagenheit, was deren Atemnot noch verstärkt. Ein Kollege aus der Gruppe hat erzählt, dass er Sex mit seiner

Frau vermeidet aus Angst, dabei plötzlich keine Luft zu bekommen. Andere wiederum verzichten aus Furcht vor Atemnot auf sportliche und gesellige Aktivitäten.
„Bei meinem Vater war das auch so“, bestätigt Werners Freund Martin. „Aber er hat dann einige Atemtechniken für den Notfall gelernt, er hat begonnen, seine Kräfte bewusst einzuteilen, und einiges mehr. Damit ist er gut zurechtgekommen.“
Das beruhigt Werner. Jedenfalls ist er entschlossen, sich möglichst umfassend zu informieren, um für den Fall des Falles gerüstet zu sein.

Die Krankheit verändert das Leben

Die Diagnose COPD erfordert nicht nur eine medikamentöse Behandlung. Wie bereits ausgeführt, ist auch die Mithilfe des Patienten selbst entscheidend. Diese Mithilfe besteht in erster Linie darin, alte Gewohnheiten aufzugeben. Am wichtigsten dabei: rauchfrei werden, falls Sie übergewichtig sind, abnehmen und für regelmäßige Bewegung sorgen *(siehe auch ab Seite 144)*. Diese Maßnahmen sind genauso wichtig wie die vorgeschriebene Einnahme der Medikamente.
Darüber hinaus tauchen für COPD-Patienten im Alltag Probleme auf, die ein Gesunder gar nicht nachvollziehen kann: die Angst vor Aktivitäten und damit verbundener Atemnot, die Unsicherheit, was zu tun ist, wenn man plötzlich keine Luft bekommt, die Frage, wie man mit Freunden und Bekannten umgehen soll, und schließlich die seelische Belastung durch die Krankheit.

Hier ein Überblick über die häufigsten Probleme im Alltag, die vor allem auch bei Patienten im fortgeschrittenen Stadium auftreten, und Vorschläge zu deren Bewältigung:

→ **Ich soll mich bewegen, habe aber Angst, keine Luft zu bekommen!**
Ist die COPD bereits fortgeschritten, so macht Atemnot vielen Betroffenen zu schaffen. COPD-Patienten neigen dazu, sich aufgrund der Atemnot und der Angst davor (z.B. in der Öffentlichkeit) komplett in die Passivität zurückzuziehen, meiden jede körperliche Anstrengung und gehen nur mehr wenig außer Haus. Durch die Inaktivität wird jedoch die Muskulatur abgebaut, der Körper wird schwächer. All das verschlechtert wiederum die Atemnot. Der Rückzug verhindert im weiteren Verlauf auch Kontakte mit anderen Menschen und macht einsam.

→ **Ich will ja mit dem Rauchen aufhören, aber es klappt einfach nicht!**
Tabakabhängigkeit ist eine chronische Erkrankung, die Rauchfreiheit benötigt in vielen Fällen einige Anläufe und großes Durchhaltevermögen. Überlegen Sie, in welchen Situationen Sie wieder zur Zigarette gegriffen haben, und nutzen Sie Ihre Erfahrungen für den nächsten Versuch. Bereiten Sie Ihren Rauchstopp gut vor – einen Berg besteigt man besser auch nicht ohne Vorbereitung. Nehmen Sie Hilfe in Anspruch – der Satz „Nur der Wille zählt!" stimmt in diesem Fall oft nicht. Überlegen Sie sich eine Belohnung, die Sie sich gönnen, wenn Sie den Rauchstopp geschafft haben. Machen Sie sich Ihre persönlichen Gründe konkret bewusst. Warum genau wollen Sie rauchfrei werden und bleiben?

→ **So können Sie mit Ihrer Atemnot leben**
Versuchen Sie nicht, körperliche Aktivität zu vermeiden, indem Sie ihr aus dem Weg gehen. **Zu viel liegen und sitzen schwächt den Organismus zusätzlich!** Natürlich macht die Atemnot Angst. Es gibt jedoch spezielle Übungen, die das Atmen erleichtern. Sie können den Umgang mit der Atemnot mithilfe spezieller Techniken erlernen. Atemphysiotherapeuten können Ihnen diese Techniken beibringen. Methoden der Entspannung wie Qi Gong, progressive Muskelentspannung nach Jacobson oder auch Yoga unterstützen darüber hinaus einen ruhigen Atemfluss.

→ Bei Atemnot während eines Spaziergangs kann es helfen, sich hinter eine Bank oder hinter ein Geländer zu stellen und sich dort mit gestreckten Armen abzustützen.

Gehen nach einem bestimmten Rhythmus

Der Oberkörper sollte leicht nach vorne gebeugt sein. In dieser entspannenden Körperhaltung atmen Sie konzentriert und ruhig durch die Nase ein und mittels Lippenbremse langsam und lange wieder aus, bis sich die Atemnot vollständig gelöst hat.

→ Beim Gehen in der Ebene oder leicht bergauf hat sich folgende Technik bewährt: Während ein bis zwei langsamen Schritten langsam über die Nase einatmen und während der nächsten zwei bis höchstens vier Schritte mit der Lippenbremse ausatmen. Versuchen Sie, das Tempo so zu wählen, dass Sie bei gleichmäßigen Bewegungen keine Atemnot verspuren. Auch wenn Sie Stufen steigen, sollten Sie diesen „Gehrhythmus“ ausprobieren.

→ Tritt schon bei leichter körperlicher Belastung Atemnot auf, so gewöhnen Sie sich folgenden Rhythmus an: Im Stand durch die Nase einatmen – während der nächsten ein bis maximal drei Stufen mit der Lippenbremse ausatmen – stehen bleiben und wieder einatmen – während der nächsten ein bis drei Stufen wiederum mit Lippenbremse ausatmen – usw. Wenn vorhanden, benützen Sie beim Treppensteigen immer das Treppengeländer!

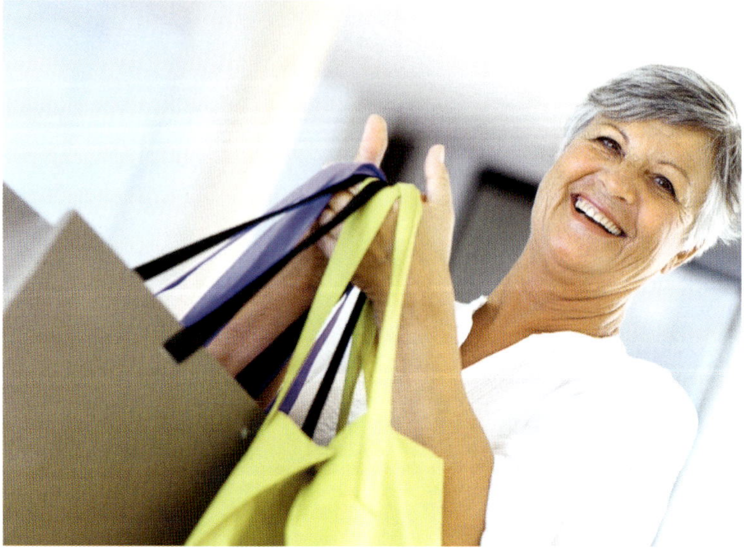

Machen Sie in Ihrem Tempo möglichst viel selbst, das trägt viel zu Ihrer Selbstständigkeit bei

→ **Machen Sie möglichst viel selbst!**

Es ist extrem wichtig, dass Sie so viel wie möglich selbst erledigen, auch wenn Sie sauerstoffpflichtig sind. Natürlich sollen Sie alles in Ihrem Tempo machen, aber lassen Sie sich möglichst wenig abnehmen. Bewegungsabläufe, die Sie in Ihren Alltag integrieren können, wie bestimmte Einkaufswege, die Sie zu Fuß zurücklegen, Haus- oder leichte Handwerkerarbeiten etc., sind notwendig, um Ihre Selbstständigkeit zu erhalten. Regelmäßige körperliche Bewegung bringt Ihnen sehr viel: Sie können dadurch Gehstrecken allein bewältigen, ohne kurzatmig zu werden, und es wird durch das regelmäßige Training wieder möglich, dass Sie ohne Atemnot Stiegen steigen oder einen leichten Hügel hinaufgehen können. Bei fortgeschrittener COPD erleichtern Hilfsmittel wie z.B. verlängerte Schuhlöffel oder Bürsten, Waschbretter (um das Sitzen in der Badewanne zu ermöglichen), ein Rollator und vieles mehr viele tägliche Aktivitäten. Im Rahmen der Rehabilitation wird meist ein spezielles Hilfsmitteltraining bzw. eine Hilfsmittelberatung angeboten.

Ziehen Sie sich nicht von Freunden und Bekannten zurück, sondern planen Sie regelmäßig Verabredungen ein.

→ **Mir ist oft nicht nach Gesellschaft zumute ...**
Ziehen Sie sich nicht aus dem Leben zurück, reden Sie mit Ihren Freunden und Bekannten darüber, wie es Ihnen geht! Planen Sie in Ihrer Woche regelmäßig Verabredungen mit anderen Menschen ein und halten Sie diese Termine auch dann ein, wenn Ihnen gerade nicht danach ist oder Sie sich dazu überwinden müssen. So können Sie sich an schlechten Tagen mit der Hilfe anderer aus einem „Tief" herausholen.

→ **Oft bin ich auch sehr müde ...**
Die Symptome von Kurzatmigkeit und Müdigkeit hängen sehr eng zusammen, sodass es für manche Betroffene beinahe unmöglich ist, diese beiden Empfindungen getrennt voneinander wahrzunehmen. Daher gilt es, ein rasches Verausgaben der Kräfte durch ein genaues Einteilen der Energie und vorsorgliches Planen der Aktivitäten zu verhindern.

→ **So können Sie Ihr Leben wieder aktiver gestalten**

Erstellen Sie für die Dinge, die Sie tun möchten, einen Handlungsplan. Überlegen Sie sich schon vorher, welche Anstrengungen dafür notwendig sein werden, und vergessen Sie nicht, Erholungspausen einzuplanen:

- → Bei Aktivitäten außer Haus ist es beispielsweise von Vorteil, zu wissen, wo es am Weg Möglichkeiten für eine kurze Rast gibt. So sollte etwa die Strecke zum Supermarkt über Sitzbänke verfügen, um eine Weile pausieren zu können. Überlegen Sie sich auch so genannte „Notfallstrategien“, falls Ihnen zwischendurch die Kraft ausgehen sollte: Zum Beispiel können Sie sich den Heimweg mit dem Bus oder einem Taxi erleichtern.

- → Versuchen Sie nicht, alles in einem Zug zu erledigen. Oft will man unangenehme oder anstrengende Tätigkeiten so schnell wie möglich hinter sich bringen und überfordert sich damit.

- → Setzen Sie sich Teilziele. Viele Tätigkeiten müssen nicht auf einmal erledigt werden, sondern man kann sie in einzelne Etappen aufteilen. Ein Beispiel: Erledigen Sie im Haushalt jeden Tag eine Kleinigkeit, anstatt einmal in der Woche den ganzen Tag zu putzen.

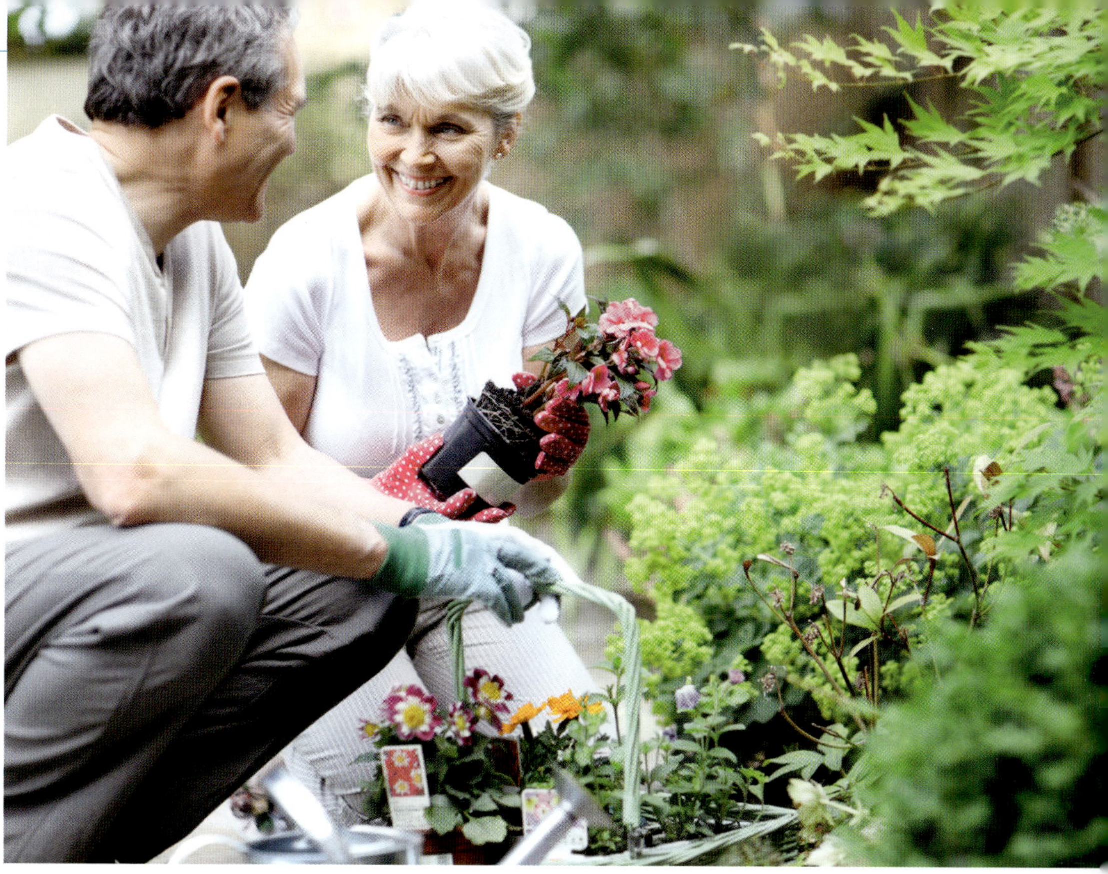

Versuchen Sie, Kleinigkeiten im Alltag bewusst zu genießen

→ **Es fällt mir sehr schwer, dass jetzt alles langsam abläuft!**

Die größte psychologische Herausforderung der COPD ist, das Leben mit der Krankheit nun langsam und Schritt für Schritt zu gestalten. Finden Sie einen für Sie harmonischen Lebensrhythmus! Wie gut diese Anpassung gelingt, hängt auch von Ihrer Persönlichkeit ab: Personen, die immer mit sehr viel Elan und Schwung durchs Leben gegangen sind, finden sich schwerer in den langsameren Lebensstil ein als Menschen, die seit jeher gemächlich und ruhig leben. Zur Erleichterung der Atmung ist es wichtig, zu lernen, bei Stress und Anspannung innerlich „einige Gänge runterzuschalten". Sie werden mit der Zeit entdecken, dass auch in der Langsamkeit viele neue Qualitäten stecken.

Lernen Sie, Ihre Grenzen selbst einzuschätzen.

Finden Sie Ihren eigenen Lebensrhythmus!

Es gibt im Leben mit COPD gute und schlechte Tage, auf die man sich ständig neu einstellen muss. Es braucht sehr große Flexibilität, um den Lebensrhythmus an die veränderten Umstände anzupassen:

- → *Erledigen Sie die anstrengendsten Dinge dann, wenn Sie am meisten Energie haben. Überanstrengen Sie sich nicht, nur weil alte Gewohnheiten oder übertriebener Perfektionismus Sie scheinbar dazu zwingen. Überdenken Sie Ihr Tun.*
- → *Haushalten Sie mit Ihrer Energie sorgfältiger und Sie werden sehen, dass Sie so Ihre Lebensqualität verbessern können.*
- → *Ein wichtiger Grundsatz im Leben mit COPD lautet: Passen Sie Ihre Atmung nicht der Bewegung an, sondern Ihre Bewegung der Atmung. So finden Sie Ihren persönlichen Lebensrhythmus leichter. Als Beispiel dafür kann das simple Gehen herangezogen werden: Gehen Sie beim Einatmen zwei Schritte und beim Ausatmen vier bis sechs Schritte (und nicht umgekehrt).*
- → *Die Fähigkeit, sich und seine Grenzen selbst einzuschätzen, ist bei einer COPD-Erkrankung besonders wichtig. Lernen Sie, Pausen einzulegen, noch bevor Atemnot auftritt. Wenn Sie z.B. wissen, dass Sie nach etwa zehn Stufen nach Luft ringen, dann bleiben Sie schon bei fünf Stufen kurz stehen und normalisieren Sie Ihre Atmung, ehe Sie weitergehen. Im Endeffekt sind Sie dadurch trotzdem schneller und vor allem sicherer unterwegs.*

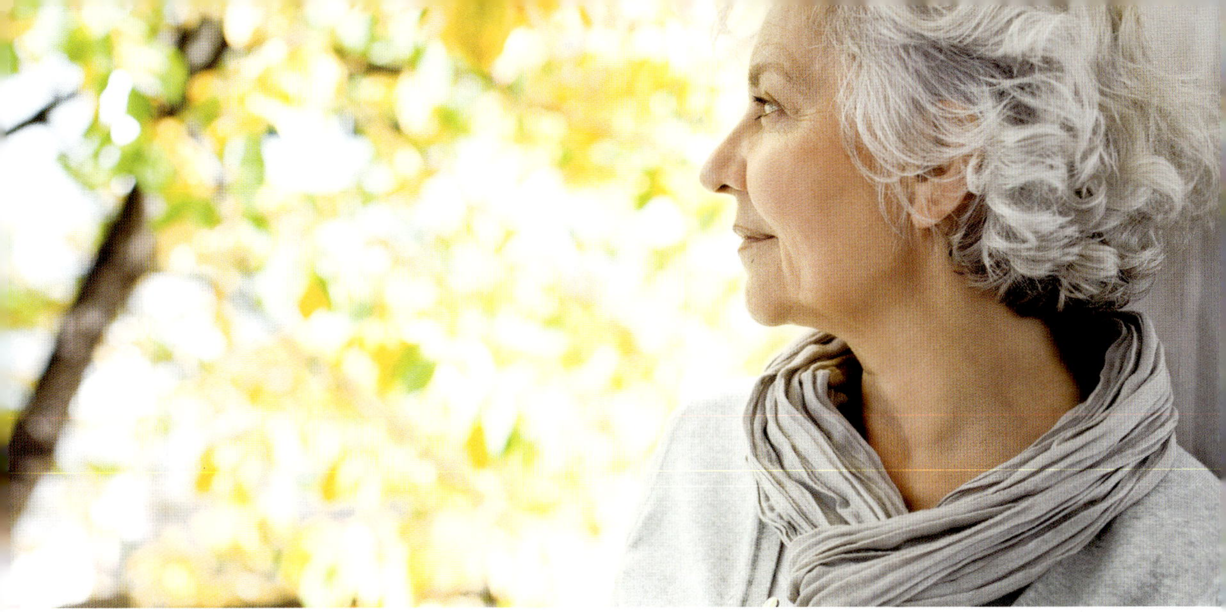

Wenn Sie an Ängsten leiden, vertrauen Sie sich Ihren Freunden bzw. Ihrem Arzt an

Mit der Angst richtig umgehen

Neben der körperlichen darf auch die psychische Belastung durch die Krankheit keinesfalls unterschätzt werden. Es ist ganz normal, wenn Sie unsicher, oft sogar richtig deprimiert sind. Gefühle von Unruhe und Anspannung, von Angst bis hin zur Panik treten sehr häufig bei Kurzatmigkeit auf.

Angst ist als Schutzfunktion eine instinktive und normale Reaktion auf eine unangenehme körperliche Empfindung. Unglücklicherweise wirkt sich Angst jedoch negativ auf die Kurzatmigkeit aus. Sie versetzt Ihren Körper in einen Zustand erhöhter Alarmbereitschaft, das lässt Ihre Muskulatur angespannter und verkrampfter werden und Sie schneller atmen. Für eine schnellere Atmung benötigen die Muskeln mehr Sauerstoff und das wiederum verstärkt das Gefühl von Kurzatmigkeit. Noch dazu ist schnelleres Atmen an sich für den Körper ein Signal für Gefahr und verstärkt dadurch die Angst – es entsteht also ein Teufelskreis.

Das Schlimmste bei der Angst ist das Gefühl, ihr machtlos ausgeliefert zu sein. Ziel ist es deshalb, diesen Teufelskreis zu unterbrechen und ein Gefühl der Kontrollierbarkeit über die Kurzatmigkeit zu erlangen.

Der „Krisenplan“

Zunächst einmal ein „Krisenplan“ für akute Atemnot:
1. Rasch wirksames, bronchienerweiterndes Medikament inhalieren.
2. Atemerleichternde Körperposition einnehmen und körperliche Anstrengung einstellen.
3. Mit der Lippenbremse atmen.

Kurzatmigkeit ist kein Anzeichen für Ersticken, sondern ein Warnsignal des Körpers, mit dem er anzeigt, dass er eine Pause braucht. Wenn jedoch einige Zeit nach dem Krisenplan keine Besserung eintritt, brauchen Sie ärztliche Hilfe.

„Ich fühle mich oft so niedergeschlagen!“

Nahezu die Hälfte aller COPD-Patienten durchlebt im Laufe ihrer Erkrankung eine Depression. Hier muss eine wichtige Unterscheidung getroffen werden: Es gibt eine „depressive Verstimmung“, die jeder Mensch aufgrund von Freudlosigkeit, Entmutigung, großer Trauer oder Niedergeschlagenheit im Alltag schon einmal erlebt hat, und eine „echte“ Depression, die einen enormen seelischen Leidensdruck bedeutet und medizinisch-psychologischer Behandlung bedarf.

Eine behandlungsbedürftige Depression erkennen Sie an verschiedenen Anzeichen:
- → Sie fühlen sich die meiste Zeit über tieftraurig, wie versteinert und innerlich leer. Sie haben das Interesse an Dingen verloren, die Ihnen früher für gewöhnlich Freude bereitet haben.

Fast 50% aller COPD-Patienten durchleben irgendwann eine Depression. Suchen Sie bei entsprechenden Anzeichen einen Arzt auf.

- → Sie fühlen sich ständig energielos und abgeschlagen, haben keine innere Kraft mehr.
- → Ihr Denken und Ihre Konzentration sind blockiert oder verlangsamt.
- → Sie fühlen sich wertlos, machen sich immer wieder Vorwürfe oder fühlen sich schuldig.
- → Sie beurteilen die Zukunft nur noch pessimistisch und hoffnungslos und denken oft über den Tod nach.
- → Sie haben Probleme beim Schlafen, können z.B. nicht durchschlafen und wachen schon frühmorgens auf. In der Früh ist die Stimmung am Tiefpunkt und bessert sich erst gegen Abend.
- → Ihr Appetit ist weniger geworden oder Sie leiden unter Heißhungerattacken.

Wer an einer Depression erkrankt ist, kann sich nicht mehr aus eigener Kraft aus der gedrückten Stimmung befreien. Suchen Sie Ihren Arzt auf!

Auch Bewegungsmangel kann ein Grund für depressive Verstimmungen sein. Denn regelmäßige Bewegung setzt im Gehirn „Glückshormone“ frei.

So kann zum Beispiel Bewegungsmangel der Grund für depressive Verstimmungen sein. Denn regelmäßige Bewegung setzt im Gehirn so genannte „Glückshormone“ frei und fungiert daher als natürliches „Antidepressivum“. COPD-Patienten, die sich wegen Atemnot oder aus Angst davor wenig bewegen, neigen daher besonders zu solchen Depressionen.

Viele Patienten sind auch deshalb deprimiert, weil sie auf gewohnte Aktivitäten, die ihnen immer Spaß gemacht haben, verzichten müssen. Vielleicht muss das aber gar nicht sein! Berichten Sie Ihrem Arzt von Ihren Sorgen und formulieren Sie ihm gegenüber Ihre konkreten Wünsche und Ziele. Wollen Sie zum Beispiel wieder Golf spielen? Dann fragen Sie den Arzt, wie Sie das auch als COPD-Patient konkret umsetzen können. Vielleicht zeigt er Ihnen auch Alternativen auf, an denen Sie ebenfalls Freude haben werden.

Wie Gefühle und Atmung zusammenhängen

Die Art, wie Sie Ihre Gefühle ausdrücken oder mit Ihnen umgehen, wirkt sich unmittelbar auf die Atmung aus. Weinen und Schluchzen als Ausdruck von Traurigkeit „schnüren einem die Kehle zusammen“ und können so die Atemnot verstärken. Ebenso geht einem schnell die Luft aus, wenn man vor lauter Zorn am liebsten „in die Luft gehen“ würde.

Aber auch positive Gefühle wie übermäßige Freude und Aufregung können die Kurzatmigkeit verstärken.

Da die COPD-Erkrankung schleichend verläuft, können sich die eigenen Gefühle im Laufe der Zeit oft unbemerkt verändern. Versuchen Sie, Gefühle bewusster wahrzunehmen und anderen Menschen gegenüber auszudrücken. Das Schreiben von Tagebüchern oder Briefen an Nahestehende kann oft helfen, Licht in die Gefühlswelt zu bringen.

Geselligkeit, ade? Angehörige, Freunde, Kollegen, ...

Ihre Beschwerden lösen auch bei Ihrem Lebenspartner und Ihrer Familie Ängste aus. Die Reaktion kann sein, dass man Sie übermäßig beschützen will oder dass Ihre Familie mit Ihrer Erkrankung nicht umgehen kann und eine abwehrende oder gar überfordernde Haltung einnimmt. Das Problem stellt sich ganz besonders, wenn die Krankheit bereits weiter fortgeschritten ist.

Nur Sie können diese Ängste beeinflussen: Geben Sie Ihrem Partner bzw. Ihrer Familie zu erkennen, wie Sie sich fühlen und was Ihnen in der jeweiligen Situation gut tut und was nicht. Sagen Sie klar, was Sie können und was nicht. Lassen Sie sich von Ihrem körperlichen Zustand leiten, nicht von vermeintlichen äußeren Anforderungen.

Gerade in der Partnerschaft kann es zu Situationen kommen, in denen es nicht einfach ist, darüber zu reden. Oft haben COPD-Patienten den Eindruck, dass ihnen – bedingt durch die Atemnot – die Sexualität schwerfällt. So ist etwa eine aufrechte, sitzende Position oft angenehmer als eine liegende. Suchen Sie gemeinsam mit Ihrem Partner bei Ihrem Arzt ein unterstützendes Gespräch.

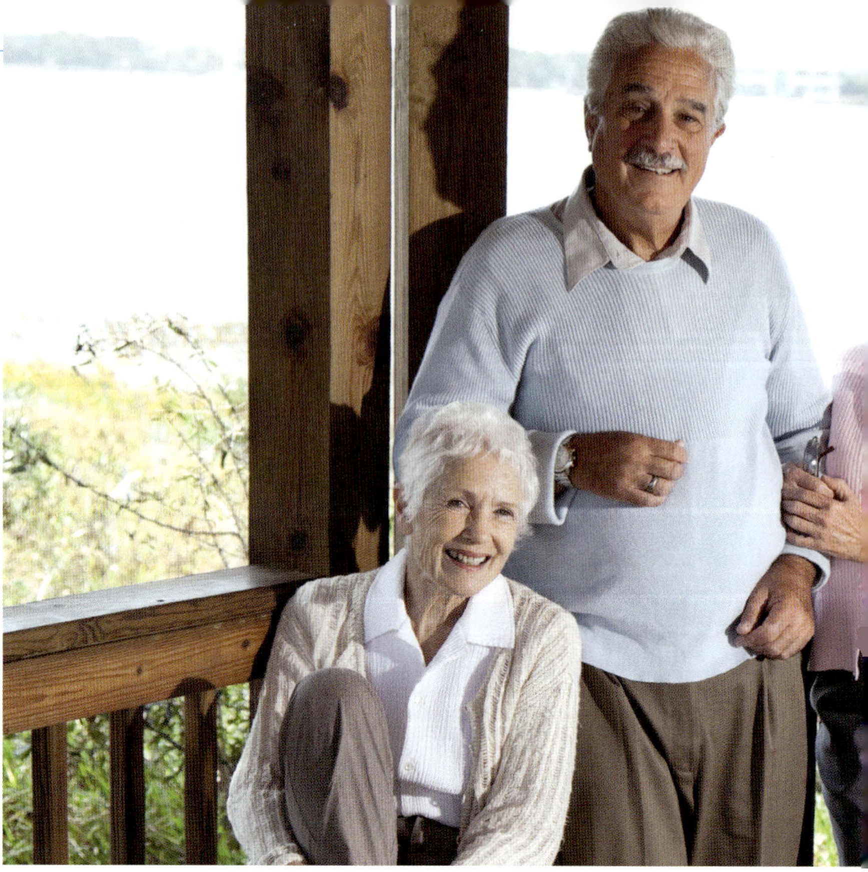

Den Kontakt mit Freunden nicht vernachlässigen

Die körperlichen Einschränkungen durch COPD machen das Zusammensein mit Freunden oft etwas schwieriger. Trotzdem sollten Sie sich nicht zu Hause „vergraben“ und ganz auf den Kontakt mit Freunden und Bekannten verzichten. Das macht einsam und kann mit der Zeit sogar zu schmerzhaften Depressionen führen.

Versuchen Sie, Ihre Freundschaften ein wenig umzugestalten, indem Sie Ihre Freunde zu sich nach Hause einladen anstatt auszugehen. Sie können z.B. ein gemeinsames Kochen/Essen gut mit einem gemütlichen Videoabend oder einem lustigen Spieleabend verbinden. Vermeiden Sie Missverständnisse, wenn Sie aus gesundheitlichen Gründen eine Verabredung nicht einhalten können, indem Sie klar darüber sprechen. So werden falsche Schlussfolgerungen Ihrer Bekannten und Freunde vermieden, die Sie in die Isolation bringen könnten.

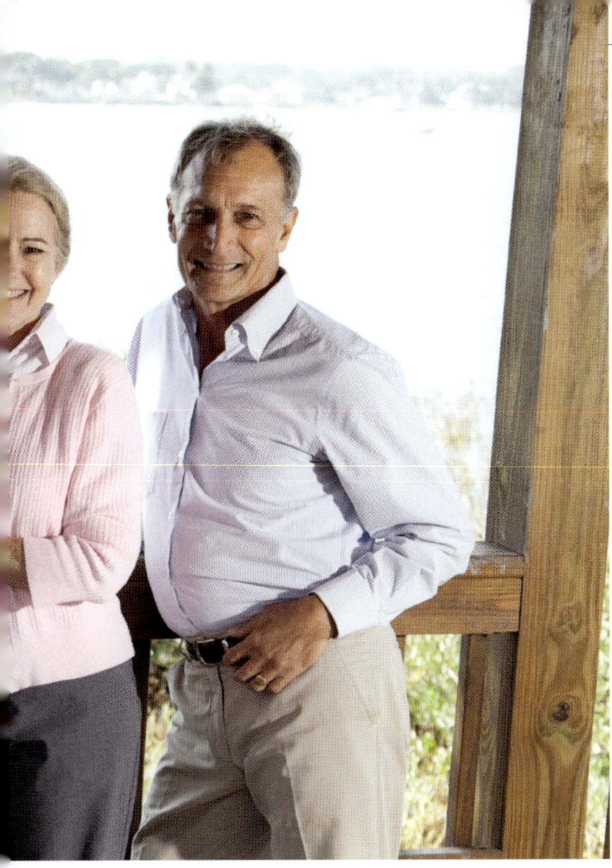

Unternehmen Sie etwas mit Freunden!

Mit zunehmendem Alter wird es für viele Menschen auch immer schwieriger, neue Kontakte zu knüpfen. Eine einfache Möglichkeit, um Leute kennen zu lernen, bietet sich in Selbsthilfegruppen. Hier können Sie Gleichgesinnte treffen, sich über Ihre Erfahrungen im Leben mit Ihrer Erkrankung austauschen und sich gegenseitig unterstützen. Scheuen Sie sich nicht, auf Leute zuzugehen und neue Bekanntschaften zu knüpfen. Sie werden sehen, dass Ihnen andere Menschen offen und aufgeschlossen begegnen werden.

Wenn Sie alleinstehend sind, ist es besonders wichtig, sich sicher zu fühlen. Vereinbaren Sie mit Freunden/Bekannten eine bestimmte Tageszeit, zu denen Sie sich täglich anrufen. Sollte ein Anruf ausbleiben, ist der Telefonpartner alarmiert und kann nach dem Rechten sehen. Ein guter Kontakt zu den Nachbarn gibt ebenfalls das Gefühl von Sicherheit. Besteht die nötige Vertrauensbasis, können Sie einem Nachbarn auch den Wohnungsschlüssel für Notfälle geben.

Angehörige sollten für den COPD-Patienten zwar da sein, ihm aber nicht alles abnehmen.

Wie sollen sich Angehörige, Freunde, Kollegen dem Kranken gegenüber verhalten?

In erster Linie verständnisvoll, da diese chronische Erkrankung viele Änderungen im täglichen Leben mit sich bringt. Wichtig ist, dass Angehörige zu den ärztlichen Untersuchungsterminen mitgehen, um die Gespräche mit dem Arzt mitzuhören und sich ein Bild von der Situation machen zu können: Wie schwer ist die Erkrankung, worauf muss meine Frau/mein Mann aufpassen, wie kann ich in einer Notsituation helfen (beruhigen, Sauerstoff/Notfallspray geben, Rettung rufen), wie kann ich die Sauerstoffflaschen füllen – die Klärung all dieser und vieler weiterer Fragen erleichtert den Alltag enorm.
Auch der Besuch einer Selbsthilfegruppe oder ein Gespräch mit dem Atemphysiotherapeuten kann viele Schwierigkeiten be-

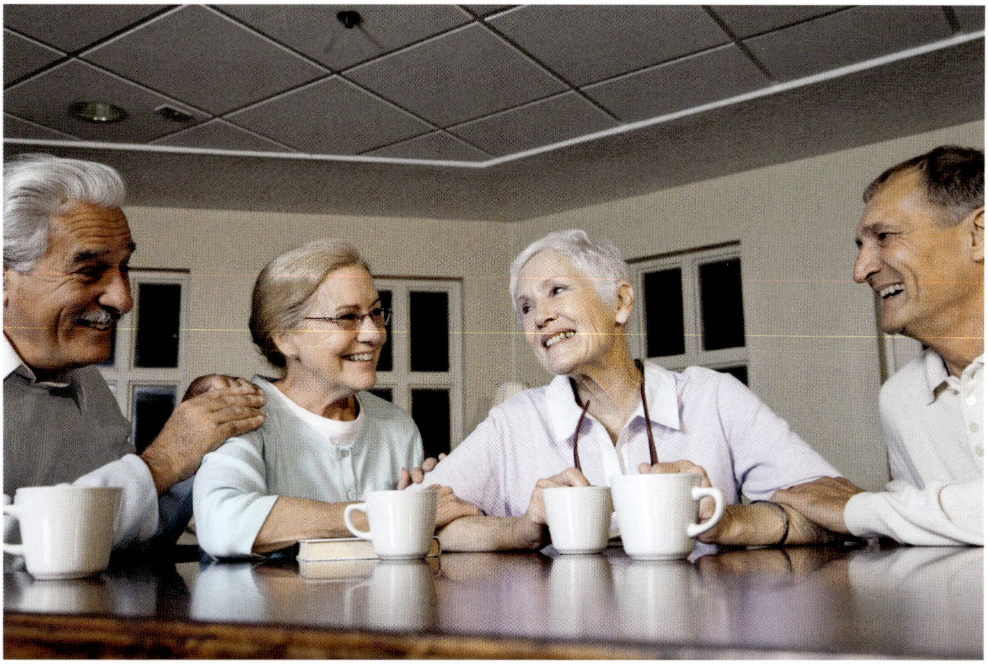

Der Besuch einer Selbsthilfegruppe kann den Umgang mit der Krankheit erleichtern

seitigen und damit den Umgang mit der Erkrankung im Alltag leichter machen.
Seien Sie für Ihren Angehörigen da, aber nehmen Sie ihm nicht alles ab! Es ist sehr wichtig, dass er in seinen Bewegungsabläufen selbstständig bleibt. Gehen Sie mit ihm in seinem Tempo spazieren, auch langsames Nordic Walking ist möglich. Sorgen Sie dafür, dass Sie Ihre gemeinsame „Walking-Stunde" regelmäßig mindestens dreimal pro Woche abhalten.

COPD im Berufsleben

Sprechen Sie mit Ihren Kollegen über Ihre Erkrankung, das fördert das Verständnis. Scheuen Sie sich nicht, während der Arbeit Ihre Medikamente zu nehmen. Und bestehen Sie darauf, dass in Ihrer Umgebung nicht geraucht wird!

Mit COPD auf Reisen

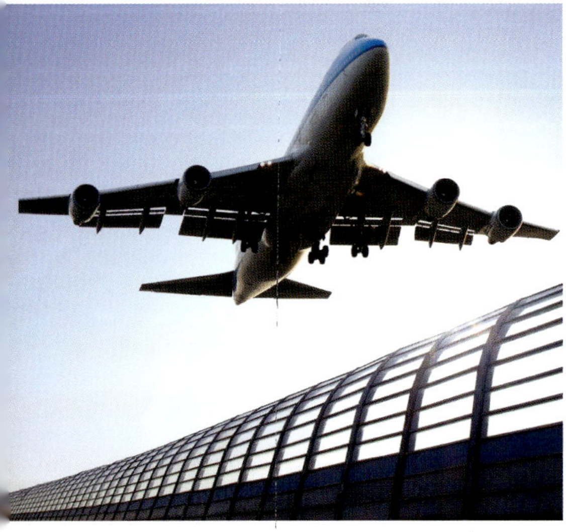

Wenn ein Urlaub geplant ist, sollte man zuerst mit seinem Arzt darüber sprechen. Oft hängt die Wahl des Urlaubsortes von der Art und dem Schwergrad der COPD ab. Sollten Sie eine Flugreise planen, müssen Sie mit dem Arzt abklären, ob Sie im Flugzeug zusätzlichen Sauerstoff benötigen. Warum ist das wichtig? Weil Untersuchungen gezeigt haben, dass COPD-Patienten auf Flugreisen sechsmal häufiger Anfälle von Atemnot erleiden als Gesunde.

Atemnot während eines Fluges

Bei Flugreisen wird – wie bei Wanderungen in Höhenlagen – mehr Sauerstoff benötigt. Je nach Flughöhe herrscht in Flugzeugkabinen ein Druck, der einer Höhe zwischen 2.000 und 2.500 Metern (über dem Meeresspiegel) entspricht. Dadurch sinkt der Sauerstoffgehalt und das kann zu Atemnot führen. Für einen gesunden Menschen ist das im Allgemeinen völlig unproblematisch, da der verminderte Sauerstoffdruck durch eine schnellere, tiefere Atmung ausgeglichen wird. COPD-Patienten können allerdings bereits unter normalen Bedingungen einen niedrigen Sauerstoffpartialdruck von etwa 60 mmHg haben. Wenn dann in der Flugzeugkabine ein weiterer Druckabfall erfolgt, kann die kritische Grenze von 50 unterschritten werden. Auf Langstreckenflügen wird ein Mindestsauerstoffpartialdruck von 55 mmHg empfohlen.

Medikamente gehören bei einem Flug unbedingt ins Handgepäck, um stets verfügbar zu sein.

Wie kann ich mich vor Atemnot im Flugzeug schützen?

Falls Ihnen Ihr Arzt Flugtauglichkeit bescheinigt und feststellt, dass Sie auf jeden Fall während der Flugreise zusätzlichen Sauerstoff brauchen werden, erkundigen Sie sich bei Ihrer Fluggesellschaft, ob diese während des Fluges eine Sauerstoffzufuhr anbietet oder ob Sie Gasdruckflaschen oder tragbare Sauerstoffkonzentratoren mitführen dürfen. Oft ist dafür eine üblicherweise in englischer Sprache verfasste Bescheinung des Arztes erforderlich.

Was muss unbedingt ins Handgepäck?

Alle wichtigen medizinischen Dinge (Medikamente, Inhalator etc.) gehören unbedingt ins Handgepäck, da Koffer ja auch verloren gehen können. Packen Sie sicherheitshalber zusätzlich einige Packungen Ihrer wichtigsten Medikamente ein, falls Sie länger bleiben wollen oder müssen.

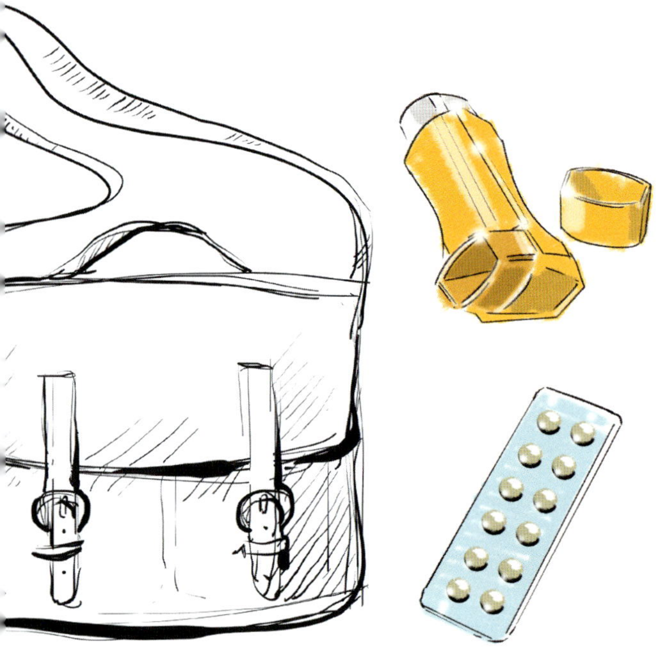

Alle wichtigen medizinischen Dinge (Medikamente, Inhalator etc.) gehören unbedingt ins Handgepäck

Wo Sie einsparen sollten, ist das übrige Gepäck – nehmen Sie nur das Nötigste mit, um sich beim Tragen nicht zu überanstrengen, oder nehmen Sie einen Gepäckservice in Anspruch.
Informieren Sie sich außerdem am besten schon vor Reiseantritt über eine Reiseversicherung (achten Sie auf das Kleingedruckte für „chronisch kranke Patienten") sowie die richtigen Ansprechpartner am Urlaubsort. Spätestens am Zielort sollten Sie Adressen und Telefonnummern von geeigneten Ärzten oder Krankenhäusern herausfinden. Notieren Sie sich außerdem die örtliche Notrufnummer für den Notarzt und die Rettung.

Falls Sie eine dauerhafte Sauerstoffversorgung oder ein Beatmungsgerät benötigen, müssen Sie sich unbedingt bei Ihrem Geräteversorger/-hersteller erkundigen:

a) Ist das Gerät für das Flugzeug tauglich?
b) Gibt es eine Herstellervertretung am Zielort?
c) Welche technischen Besonderheiten sind am Zielort zu beachten? (z.B. Stromspannung, Sauerstoffversorgung, Stromstecker, Management bei technischen Problemen etc.)

Ihre Fragen – unsere Antworten

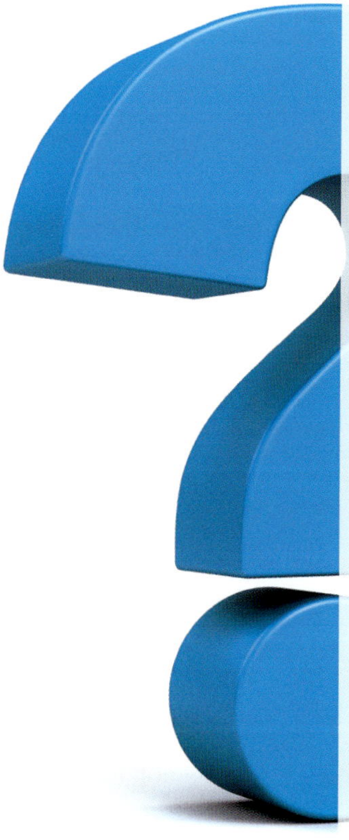

→ ***Warum soll ich mich möglichst viel bewegen, obwohl ich dabei Atemnot bekomme?***

Wer körperliche Aktivität meidet, baut Muskulatur ab, der Körper wird schwächer, wodurch sich wiederum die Atemnot verstärkt. Passivität und Rückzug haben außerdem Depression und Einsamkeit zur Folge. Gegen die Kurzatmigkeit gibt es spezielle Übungen, die das Atmen erleichtern.

→ ***Ich ermüde so rasch. Was kann ich dagegen tun?***

Teilen Sie sich Ihre Kraft genau ein und planen Sie Ihre Aktivitäten mit entsprechenden Pausen, um zu verhindern, dass Sie sich verausgaben. Aktiv sein bedeutet nicht, alles schnell machen zu müssen. Gehen Sie nach Ihrem eigenen Tempo vor.

→ ***Warum habe ich oft Angst und Panik?***

Angst ist auch als Schutzfunktion bei körperlichen Beschwerden zu verstehen. Kurzatmigkeit versetzt den Körper in erhöhte Alarmbereitschaft, dadurch wird Angst ausgelöst. Unglücklicherweise verstärkt Angst aber wiederum die Atembeschwerden. Dieser Teufelskreis muss durchbrochen werden: ein rasch wirksames, bronchienerweiterndes Medikament inhalieren, atemerleichternde Körperposition einnehmen, mit Lippenbremse atmen.

→ Wirken sich Gefühle auf die Atmung aus?

Die Art, wie Sie mit Gefühlen umgehen, wirkt sich unmittelbar auf Ihre Atmung aus. Weinen und Traurigkeit können die Atemnot ebenso verstärken wie Aufregung durch übermäßige Freude. Da es nicht gut ist, Gefühle aus diesem Grund völlig auszugrenzen, sollten Sie lernen, einen Mittelweg zu gehen.

→ Wie soll ich mit meinen Angehörigen und Freunden umgehen?

Es kann passieren, dass manche Menschen mit Ängsten und Überbehütung reagieren; andere, die mit der Tatsache Ihrer Erkrankung nicht umgehen können, nehmen vielleicht eine abwehrende Haltung ein. Teilen Sie Ihrer Umwelt ehrlich mit, wie Sie sich fühlen, was Ihnen gut tut und was nicht. Lassen Sie sich dabei ausschließlich von Ihrem körperlichen Zustand leiten und nicht von vielleicht gut gemeinten Ratschlägen der anderen oder deren Anforderungen.

→ Darf ich mit COPD überallhin reisen?

Zuerst sollten Sie mit Ihrem Arzt darüber sprechen. Die Art des Urlaubs und die Wahl des Urlaubsortes sollten auf den Schweregrad der Krankheit abgestimmt werden. Bei einer Flugreise müssen Sie vorher abklären, ob Sie im Flugzeug vielleicht zusätzlichen Sauerstoff benötigen. Alle Medikamente sollten Sie unbedingt im Handgepäck mitführen, falls der Koffer verloren geht. Informieren Sie sich außerdem vor Reiseantritt über Ärzte und Krankenhäuser am Urlaubsort.

Wissenswertes/
Nützliche Informationen

KAPITEL 8

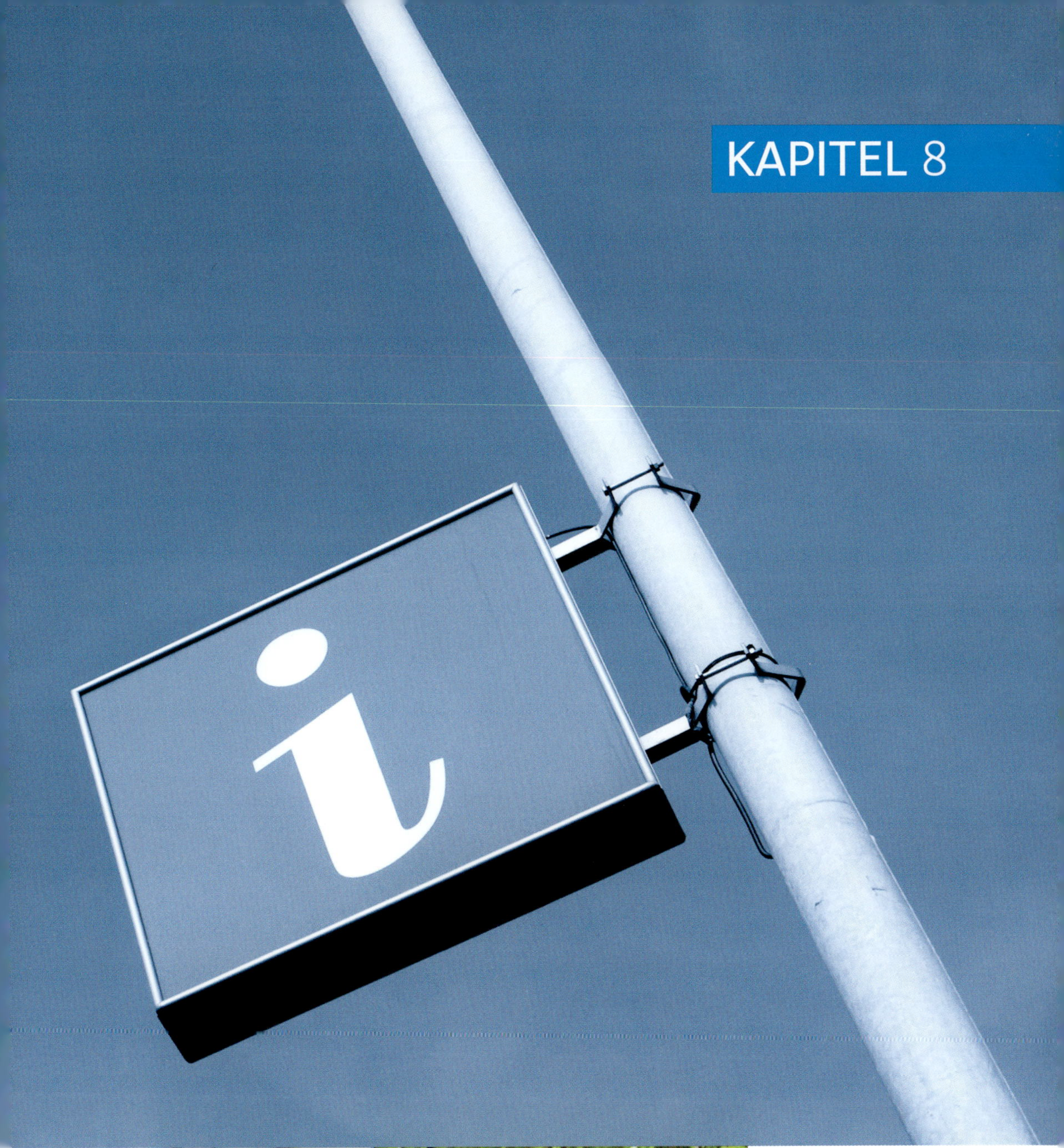

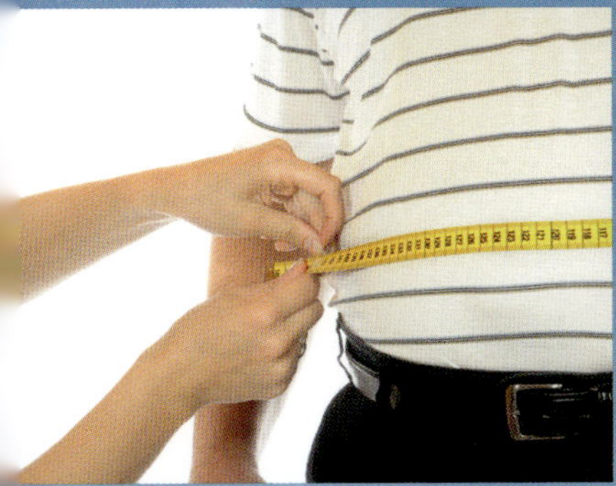

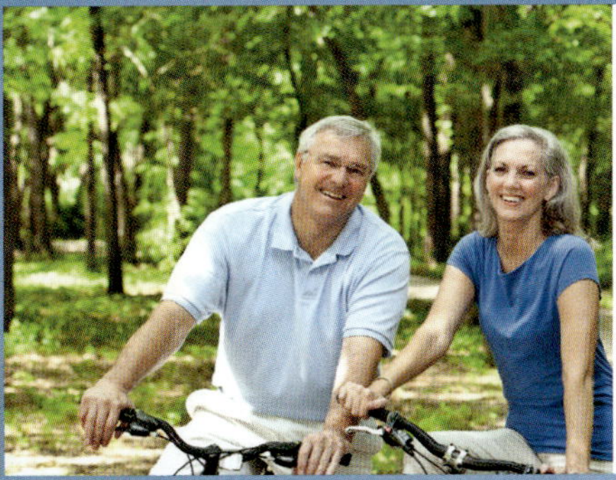

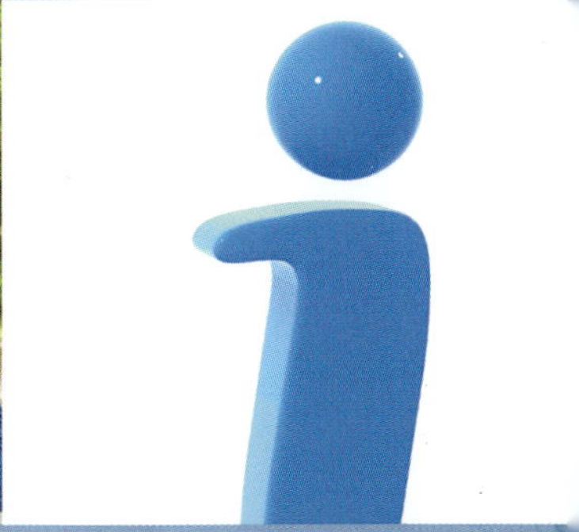

Was Sie sonst noch wissen sollten

Begleiterkrankungen der COPD

Auch wenn die COPD in erster Linie eine Erkrankung der Bronchien und der Lunge ist, so weiß man heute, dass sie sich nicht darauf beschränken muss, sondern den ganzen Körper betreffen kann. Im Zuge einer COPD tritt daher häufig eine Reihe von Begleiterkrankungen, so genannte Komorbiditäten, auf. Warum das so ist, daran forschen unzählige Wissenschafter auf der ganzen Welt. Ursprünglich dachte man, die örtliche Entzündung im Bereich der Lunge greife auf die anderen Organe über. Diese Theorie wurde aber bis heute nicht bewiesen. Vielmehr scheint es, als würden Entzündungsmarker an verschiedenen Orten (wie z.B. dem Fettgewebe) im Übermaß im Körper produziert. Diese erhöhten Entzündungsmarker führen unter anderem zur Entstehung verschiedener Begleiterkrankungen. Die häufigsten Leiden, die mit COPD einhergehen, sind:

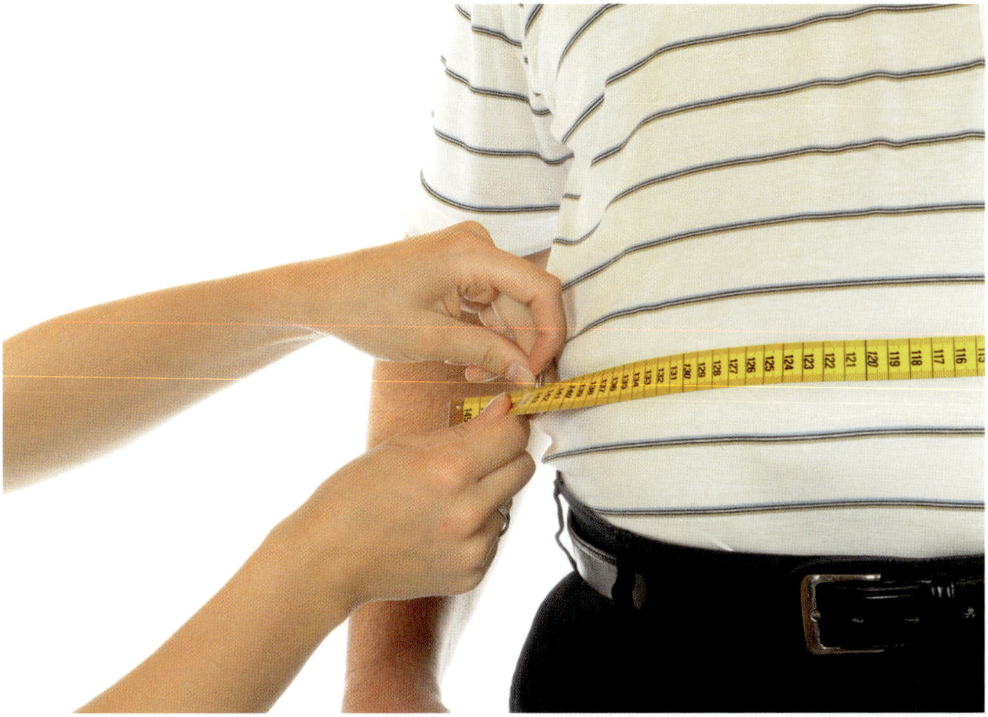

Starkes Übergewicht hat nicht nur Auswirkungen auf die Atmung, sondern begünstigt auch die Entstehung von Herzerkrankungen

Herz-Kreislauf-Erkrankungen: Rund zwei Drittel aller COPD-Patienten leiden an zumindest einer Herz-Kreislauf-Erkrankung. Dazu zählen als wichtigste Vertreter die koronare Herzerkrankung und die Herzschwäche. Gerade diese Herz-Kreislauf-Erkrankungen führen bei Patienten mit fortgeschrittener COPD oft zum Tod. Zigarettenkonsum, Fehlernährung und Bewegungsmangel sind die häufigsten Ursachen einer Herz-Kreislauf-Erkrankung. Einen entscheidenden Risikofaktor für koronare Herzkrankheiten stellt das metabolische Syndrom dar.

Metabolisches Syndrom: Dabei handelt es sich um eine Kombination mehrerer Risikofaktoren, die sich hauptsächlich aus einem ungesunden Lebensstil entwickeln. Mehr als die Hälfte aller COPD-Patienten leidet daran.

→ Voraussetzung für das Vorhandensein eines metabolischen Syndroms ist übermäßiges Bauchfett. Erhöhtes Risiko besteht bei Männern ab einem Taillenumfang von 102 cm, bei Frauen ab 88 cm.

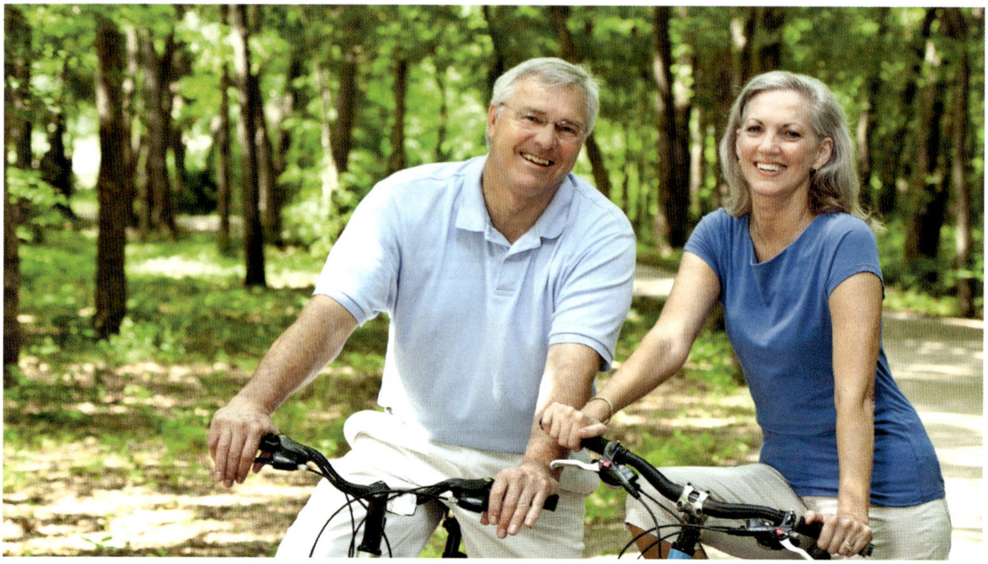

Jede Art von Bewegung senkt das Risiko für Herz-Kreislauf-Erkrankungen

Kommen zu diesem Leitfaktor noch mindestens zwei der folgenden Risikofaktoren hinzu, spricht man vom metabolischen Syndrom:

→ Bluthochdruck
→ erhöhte Blutfette (Triglyzeride)
→ niedriges HDL-Cholesterin, hohes LDL-Cholesterin
→ erhöhter Blutzuckerspiegel (Insulinresistenz = Vorstufe von Diabetes Typ 2) oder Diabetes mellitus

Kurzatmigkeit durch Muskelabbau

Generalisierte Muskelschwäche: Da COPD-Patienten an Atemnot leiden, vermeiden viele von ihnen körperliche Aktivität, was eine Schwächung der Leistungskraft und den Abbau von Muskulatur zur Folge hat. Damit beginnt ein Teufelskreis: Denn der Muskelabbau schwächt die Leistungsfähigkeit weiter, es kommt vermehrt zu Kurzatmigkeit, weshalb Betroffene noch weniger Bewegung machen, der Muskelabbau schreitet daher weiter voran, die Kondition wird noch schwächer, die Atemnot nimmt weiter zu, daher lässt die körperliche Aktivität weiter nach …

Rauchen, Übergewicht, falsche Ernährung und Passivität sind Risikofaktoren für Begleiterkrankungen der COPD.

Osteoporose (Knochenschwund): Eine Abnahme der Knochenmasse ist bei COPD-Patienten eine häufige Begleiterkrankung. Und wieder ist der Lebensstil mit ungesunder Ernährung und mangelnder Bewegung ein wesentlicher Faktor, der für die Entstehung von Osteoporose mitverantwortlich ist. Die Häufigkeit von Osteoporose liegt bei COPD-Patienten bei rund 35–60%.

Angst und Depression: Bei mehr als der Hälfte aller COPD-Patienten finden sich Symptome von Angst und Depression. Atemnot, Inaktivität, aber auch soziale Isolation sind Auslöser dieser Symptome. Damit einher geht auch eine Einschränkung der Lebensqualität. Neben psychologischer Betreuung ist hier oft eine zusätzliche Behandlung mit Medikamenten notwendig.

Zusammenfassend kann man sagen: Auch wenn die Wissenschaft die genauen Entstehungsmechanismen, die zu den oben genannten Begleiterkrankungen einer COPD führen, noch nicht erforscht hat, so kennen wir doch zumindest die Risikofaktoren. Chronischer Zigarettenkonsum, Übergewicht, aber auch Fehlernährung und vor allem Inaktivität sind die Verursacher schwerer Begleiterkrankungen, die mit einer schlechten Lebensqualität verbunden sind und auch oft zu vorzeitigem Tod führen können. Die gute Nachricht: Die meisten Risikofaktoren können vermieden werden. Strikter Rauchstopp, ausgewogene Ernährung und regelmäßige Bewegung können einen Großteil der zusätzlichen Krankheiten verhindern.

Wie geht es Ihnen mit Ihrer COPD?

Füllen Sie den COPD Assessment Test (CAT) aus!

*Dieser Fragebogen wird Ihnen und Ihrem Arzt helfen, die Auswirkungen der COPD (chronisch-obstruktive Lungenerkrankung) auf Ihr Wohlbefinden und Ihr tägliches Leben festzustellen. Außerdem gibt er Hinweise darauf, wie stabil die Erkrankung ist bzw. ob sie sich verschlechtert hat. Ihre Antworten und das Testergebnis können von Ihnen und Ihrem Arzt dazu verwendet werden, die Behandlung Ihrer COPD zu verbessern, damit Sie bestmöglich davon profitieren.**
Gehen Sie jede Frage durch und kreuzen Sie jenes Kästchen an, das derzeit am besten auf Sie zutrifft.

** Sie finden den Test auch im Internet unter: www.catestonline.de*

Beispiel:

Ich bin sehr glücklich.	0 ✓1 2 3 4 5	Ich bin sehr traurig.

Ich huste nie.	0 1 2 3 4 5	Ich huste ständig.
Ich bin überhaupt nicht verschleimt.	0 1 2 3 4 5	Ich bin völlig verschleimt.
Ich spüre keinerlei Engegefühl in der Brust.	0 1 2 3 4 5	Ich spüre ein sehr starkes Engegefühl in der Brust.
Wenn ich bergauf oder eine Treppe hinaufgehe, komme ich nicht außer Atem.	0 1 2 3 4 5	Wenn ich bergauf oder eine Treppe hinaufgehe, komme ich sehr außer Atem.
Ich bin bei meinen häuslichen Aktivitäten nicht eingeschränkt.	0 1 2 3 4 5	Ich bin bei meinen häuslichen Aktivitäten sehr stark eingeschränkt.

Ich habe keine Bedenken, trotz meiner Lungenerkrankung das Haus zu verlassen.	0 1 2 3 4 5	Ich habe wegen meiner Lungenerkrankung große Bedenken, das Haus zu verlassen.
Ich schlafe tief und fest.	0 1 2 3 4 5	Wegen meiner Lungenerkrankung schlafe ich nicht tief und fest.
Ich bin voller Energie.	0 1 2 3 4 5	Ich habe überhaupt keine Energie.

Ergebnis:

Nehmen Sie den ausgefüllten Fragebogen zu Ihrem Arzt mit und besprechen Sie das Ergebnis mit ihm:

Eine Punktzahl zwischen **0 und 10** weist auf geringe Auswirkungen hin.

Eine Punktzahl zwischen **11 und 20** weist auf mittelmäßige Auswirkungen hin.

Eine Punktzahl zwischen **21 und 30** weist auf starke Auswirkungen hin. Suchen Sie unbedingt Ihren Arzt auf!

Eine Punktzahl zwischen **31 und 40** weist auf sehr starke Auswirkungen hin.

Wo Sie Hilfe finden

Sie wurden durch dieses Buch angeregt, aktiv gegen COPD mitzuarbeiten, und planen, alle Ratschläge und vorgestellten Übungen in die Tat umzusetzen? Wunderbar!
Für viele Maßnahmen benötigen Sie aber auch Unterstützung. Dafür gibt es in ganz Österreich zahlreiche Stellen, an die Sie sich wenden bzw. wo Sie entsprechende Therapien in Anspruch nehmen können:

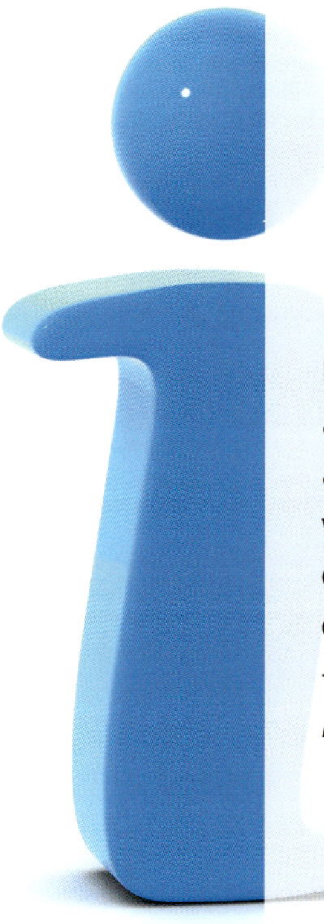

- → ambulante Angebote der einzelnen Krankenkassen
- → Gesundheitszentren
- → Beratungsstellen zur Raucherentwöhnung
- → ambulante und stationäre Einrichtungen zur Trainingstherapie und Rehabilitation
- → spezielle Angebote für Betriebe
- → Patientenschulungen
- → Selbsthilfegruppen

Die vollständige Aufzählung aller Ansprechstellen, die Hilfe anbieten, würde den Rahmen dieses Buches sprengen. Zudem ändern sich sowohl Daten als auch Ansprechpartner immer wieder. Um Sie auf dem aktuellen Stand zu halten und Ihnen einen vollständigen Überblick zu geben, haben wir daher einen eigenen Link eingerichtet, unter dem Sie – laufend aktualisiert – alle Adressen und Telefonnummern finden:
http://www.hauptverband.at/Buchreihe-COPD

RAUCHERENTWÖHNUNG

Das österreichweite Rauchertelefon
Beratung und Information zum Rauchstopp
Tel.: 0800 810 013
www.rauchfrei.at
Mo–Fr 10.00–18.00 Uhr
österreichweit zu max. 10 Cent/Minute

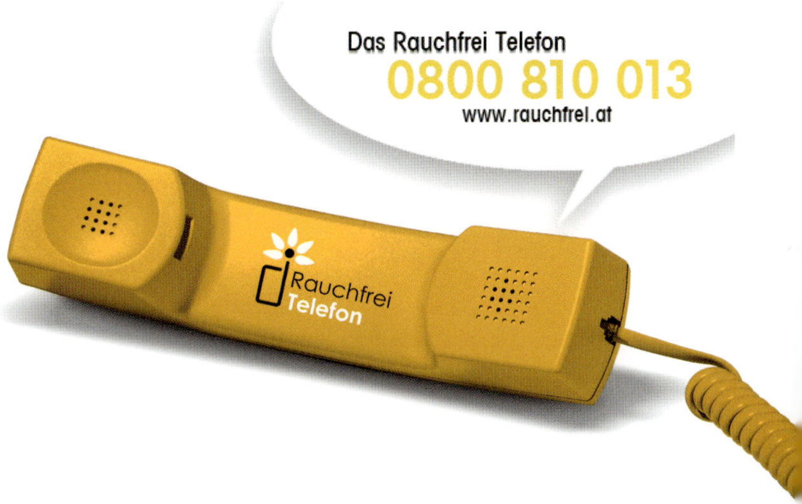

Glossar: Was bedeutet was?

Das Glossar erklärt die wichtigsten Begriffe rund um das Thema COPD.

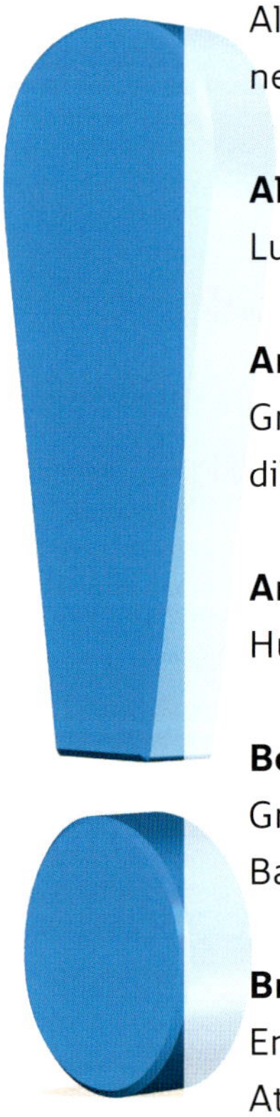

Aerosol
Gemisch von kleinsten Flüssigkeitströpfchen mit gasförmigen Substanzen

Alpha-1-Antitrypsinmangel
Erblicher Stoffwechseldefekt, bei dem ein Mangel des Proteins Alpha-1-Antitrypsin im Blutserum besteht; kann Ursache einer Leberzirrhose oder COPD sein

Alveolen
Lungenbläschen

Anticholinergika
Gruppe von atemwegserweiternden Medikamenten (Bronchodilatatoren), die zur Basistherapie der COPD gehören

Antitussivum
Hustenhemmendes Arzneimittel

Beta-2-Mimetika
Gruppe von atemwegserweiternden Medikamenten, die zur Basistherapie der COPD gehören

Bronchitis
Entzündung der Bronchien, also eines Teils der luftleitenden Atemwege

Bronchodilatatoren
Medikamente, die die Bronchien erweitern und so eine Besserung der Beschwerden bewirken

Chronisch
Dauerhaft, anhaltend

COPD
(Chronic Obstructive Pulmonary Disease; chronisch-obstruktive Lungenerkrankung); Sammelbegriff für Erkrankungen mit Einengung der Atemwege, zu denen die chronisch-obstruktive Bronchitis und das Lungenemphysem gehören

Dyspnoe
Atemnot

Ein-Sekunden-Kapazität (FEV_1)
Luftmenge, die man nach tiefstem Einatmen innerhalb einer Sekunde wieder ausatmen kann

Exazerbation
Vorübergehende deutliche, über die normalen Schwankungen hinausgehende Verschlechterung der COPD-Symptome; erneuter Schub, Wiederaufflackern/Verschlimmerung des Krankheitszustands

Flimmerhärchen
Bewegliche Zellfortsätze des Epithelgewebes, z.B. im Inneren der Bronchien; dienen der Reinigung der Atemwege

Glukokortikoide
Wirkstoffe, die Kortison enthalten

Kortison
Wirkstoff zur Entzündungshemmung

Lungenemphysem
Krankhafte Vergrößerung des Luftraums der Lunge durch Zerstörung von Lungenbläschen. Langfristig kommt es dadurch zu Sauerstoffmangel, da nicht mehr genügend Gasaustauschfläche vorhanden ist.

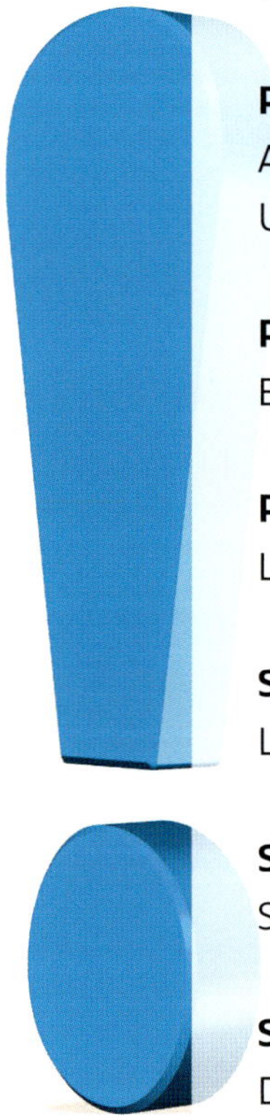

Obstruktion
Verengung der Atemwege, Behinderung des Luftstroms in den Bronchien; typisches Zeichen der COPD

Ödem
Anschwellen durch Einlagerung wässriger Flüssigkeit, z.B. in der Bronchialschleimhaut

Peak-Flow-Messung
Messung der maximalen Strömungsgeschwindigkeit der Atemluft während des Ausatmens. Ein niedriger Peak-Flow-Wert kann auf eine COPD hinweisen.

Plethysmographie
Auch Ganzkörper-Plethysmographie genannt; medizinische Untersuchung zur genauen Beurteilung der Lungenfunktion

Pneumokokken
Bakterien, die eine Lungenentzündung verursachen können

Pneumologie
Lungenheilkunde

Spirometrie
Lungenfunktionsprüfung

Sputum
Sekret der Atemwege, das über den Mund ausgeworfen wird

Systemisch
Den gesamten Körper betreffend

Viskosität
Zähigkeit des Bronchialschleims

Vitalkapazität (VC)
Luftmenge, die maximal ausgeatmet werden kann, nachdem man vorher so tief wie möglich eingeatmet hat

Notizen

In der Buchreihe der Sozialversicherung „Gesund werden. Gesund bleiben.“ bereits erschienen:

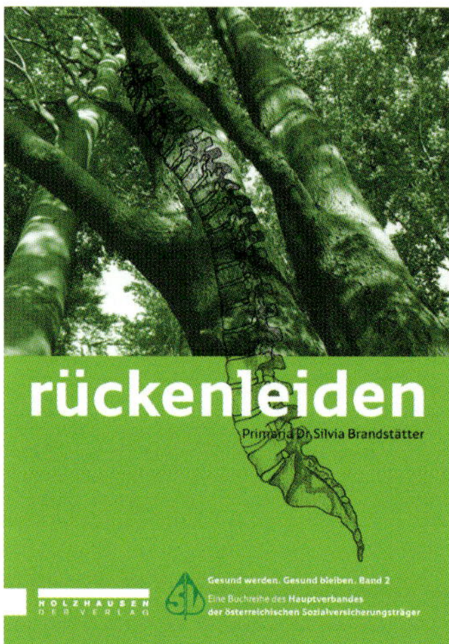

Prim. Dr. Silvia Brandstätter

rückenleiden

Verlag Holzhausen
288 Seiten, Softcover, Euro 19,-
ISBN: 978-3-854-93168-3
erhältlich im Buchhandel

Rückenschmerzen sind zu einer Volkskrankheit geworden. Nahezu jeder Mensch leidet einmal im Leben daran, viele sind sogar von chronischen Rückenproblemen betroffen. Das Buch beschreibt auf verständliche Weise, wie der Schmerz entsteht, welche Risikofaktoren zu Rückenleiden führen und welche Maßnahmen sich für Vorbeugung und Behandlung eignen.

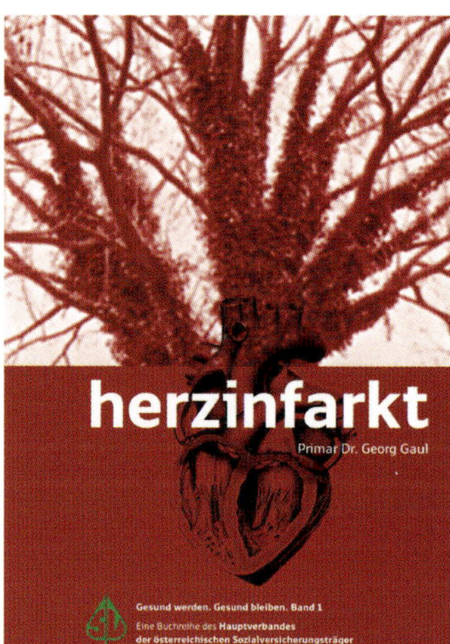

Prim. Dr. Georg Gaul

herzinfarkt

Verlag Holzhausen
224 Seiten, Softcover, Euro 19,-
ISBN: 978-3-854-93152-2
erhältlich im Buchhandel

Ein unverzichtbarer Ratgeber zum Thema Herzinfarkt mit wertvollen Informationen rund um das Herz und Tipps zur Prävention. Angesprochen sind aber auch Menschen, die bereits einen Infarkt durchgemacht haben und einen Zweitinfarkt vermeiden wollen.

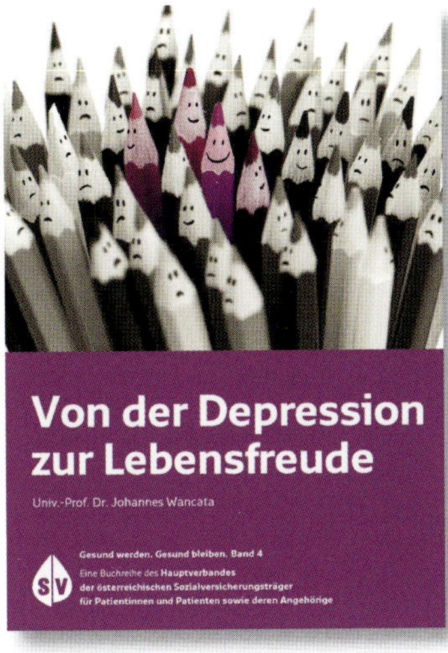

Univ.-Prof. Dr. Johannes Wancata

Von der Depression zur Lebensfreude

MedMedia Verlag
256 Seiten, Softcover, Euro 24,90
ISBN: 978-3-950-14465-9
erhältlich im Buchhandel

In diesem Ratgeber erfahren Sie, an welchen Anzeichen man eine Depression erkennt, wer für die Behandlung zuständig ist und welche Formen der Behandlung es gibt.

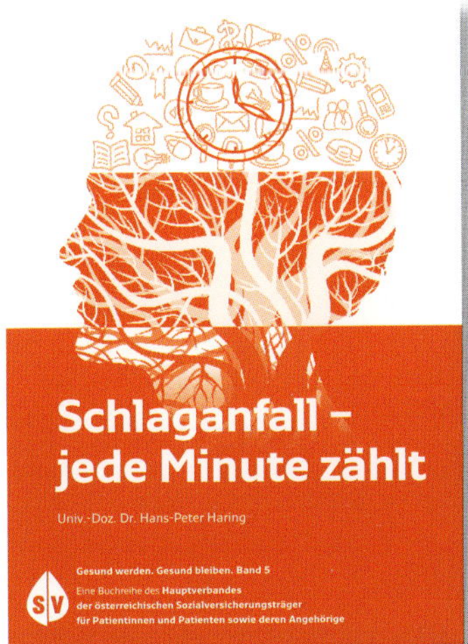

Univ.-Doz. Dr. Hans-Peter Haring

Schlaganfall – jede Minute zählt

MedMedia Verlag
212 Seiten, Softcover, Euro 24,90
ISBN: 978-3-950-14466-6
erhältlich im Buchhandel

Dieser Ratgeber kann Leben retten! Er informiert über Schlaganfall und dessen Ursachen, über gezielte Vorbeugung, wichtige Warnsignale, modernste Therapien und über richtiges Handeln im Notfall. Eine dem Buch beigefügte Notfallkarte bietet hierfür eine übersichtliche Kurzanleitung.
Das Buch richtet sich an Patienten, Angehörige und Risikopersonen.

Notizen

Notizen

Notizen

Notizen